Thieme

Geistig Behinderte im Spiegel der Zeit

Vom Narrenhäusl zur Gemeindepsychiatrie

Günther Häßler
Frank Häßler

3 Tabellen

Georg Thieme Verlag
Stuttgart · New York

Bibliographische Information
Der Deutschen Bibliothek

Die Deutsche Bibliothek verzeichnet diese Publikation in der Deutschen Nationalbibliographie; detaillierte bibliographische Daten sind im Internet über http://dnb.ddb.de abrufbar

Anschriften

Dipl.-Ökonom Günther Häßler
Usedomer Straße 30
18107 Rostock

Prof. Dr. Frank Häßler
Klinik für Kinder- und
Jugendneuropsychiatrie und Psychotherapie
Ulmenstr. 44
18058 Rostock

Wichtiger Hinweis: Wie jede Wissenschaft ist die Medizin ständigen Entwicklungen unterworfen. Forschung und klinische Erfahrung erweitern unsere Erkenntnisse, insbesondere was Behandlung und medikamentöse Therapie anbelangt. Soweit in diesem Werk eine Dosierung oder eine Applikation erwähnt wird, darf der Leser zwar darauf vertrauen, dass Autoren, Herausgeber und Verlag große Sorgfalt darauf verwandt haben, dass diese Angabe **dem Wissensstand bei Fertigstellung des Werkes** entspricht.
Für Angaben über Dosierungsanweisungen und Applikationsformen kann vom Verlag jedoch keine Gewähr übernommen werden. **Jeder Benutzer ist angehalten**, durch sorgfältige Prüfung der Beipackzettel der verwendeten Präparate und gegebenenfalls nach Konsultation eines Spezialisten festzustellen, ob die dort gegebene Empfehlung für Dosierungen oder die Beachtung von Kontraindikationen gegenüber der Angabe in diesem Buch abweicht. Eine solche Prüfung ist besonders wichtig bei selten verwendeten Präparaten oder solchen, die neu auf den Markt gebracht worden sind. **Jede Dosierung oder Applikation erfolgt auf eigene Gefahr des Benutzers.** Autoren und Verlag appellieren an jeden Benutzer, ihm etwa auffallende Ungenauigkeiten dem Verlag mitzuteilen.

Rüdigerstraße 14
D- 70469 Stuttgart
Telefon: + 49/ 0711/ 8931-0
Unsere Homepage: http://www.thieme.de

Printed in Germany

Umschlaggestaltung: Thieme Verlagsgruppe
Umschlaggrafik: Martina Berge
verwendete Abbildung: Homepage der Universität Innsbruck (www.info.uibk.ac.at), Institut für Erziehungswissenschaften, bidok (Behindertenintegration – Dokumentation)
Satz: medionet AG, Berlin
gesetzt in/aus Adobe Indesign
Druck: Grafisches Centrum Cuno GmbH & Co. KG, Calbe

ISBN 3-13-142531-8 1 2 3 4 5 6

Vorwort

Das Verhältnis der Psychiatrie zu behinderten Menschen, insbesondere zu Menschen mit geistiger Behinderung, ist durch zahlreiche historische Hypotheken belastet, die bis in die Gegenwart reichen. Darum ist es an der Zeit, nicht nur über dieses Verhältnis nachzudenken, sondern vor allem die historischen Wurzeln im jeweiligen gesellschaftlichen Kontext unter Berücksichtigung der ökonomischen und kulturellen Verhältnisse zu ergründen und darzustellen. Dieser Aufgabe haben sich die beiden Autoren gestellt ohne Historiker zu sein. Einerseits motiviert durch die langjährigen Erfahrungen in der neuropsychiatrischen Versorgung von Menschen mit geistiger Behinderung und andererseits geprägt durch ein tiefer gehendes geschichtliches Interesse, soll ein Bogen von der Antike über das Mittelalter, die Zeit der Aufklärung, die ideelle Vorbereitung der dann durch die Nazis umgesetzten Vernichtung von geistig behinderten Menschen bis in die lange Zeit zweigeteilter deutscher Gegenwart geschlagen werden. Kulturgeschichtliche Exkurse über das Narrentum und über die Behinderten in Mythen, Märchen und in der heutigen Spaßgesellschaft bereichern den auf zahlreiche Quellen gestützten historischen Streifzug.

Da Menschen mit geistiger Behinderung nach wie vor in ihrer gesellschaftlichen Teilhabe eingeschränkt werden, überproportional häufig Opfer von körperlicher und sexueller Gewalt sind und ihr Cinderella-Dasein in der Psychiatrie nicht beendet ist, mahnt diese historische Betrachtung dringend notwendige Veränderungen an, die mit einer humanistischen und biopsychosozialen Sichtweise beginnen.

Rostock, im Juni 2005

Günther Häßler
Frank Häßler

Inhalt

„Kleomenes war, wie man sagt, beschränkt,
ja geradezu unzurechnungsfähig“
(Herodot, Geschichtswerk V 42, Herodot 1964).

1 Der Blödsinnige in Mythen, Märchen und Legenden

Antike Sagenwelt

In die antike Götterwelt mit den vielen Mächtigen, Listigen und Gewalttätigen, den Schönen und Verführerischen, waren auch die körperlich Behinderten integriert, so Hephaistos, der hässliche und wegen eines verkürzten Beines hinkende Gott des Feuers und der Künste, der einäugige Oxylos, Teiresias, der blinde Seher von Theben oder der von seinen Eltern ausgesetzte und von Hirten aufgenommene Oidipus, d.h. „der Schwellfuß“ (Jens 1960).

Das Schicksal des Titanensohnes Prometheus – er entwendete das den Menschen vorenthaltene Feuer vom Blitz des Zeus und wurde zur Strafe an einen Felsen gefesselt – ist von Malern und Bildhauern immer wieder dargestellt worden und den Menschen im europäischen Kulturkreis weitgehend bekannt. Sein Bruder Epimetheus bleibt dagegen im Dunkeln. Dessen Name („der nach dem Handeln Denkende“) weist bereits auf seine geringe Geistesgabe hin. Und so stellt ihn Hesiod in seiner Theogonie vor:

„Auch gebar sie (Klymene, die Tochter des Okeanos) den kühnen Menoitios und den Prometheus, Der so klug an Rat, dann Epimetheus voll Torheit, Der ein Übel von Anfang den brotverzehrenden Menschen“ (Hesiod, Theogonie 510, Hesiod 1965).

Zwangsläufig schlägt er, verheiratet mit dem ersten, auf Gebot von Zeus geschaffenen Menschen-Weib Pandora, den Rat seines Bruders, nie ein Geschenk von Zeus anzunehmen, in den Wind. Als das aus Erde geformte Frauengebilde den Deckel des Gefäßes (Krug oder Büchse) anhob, kam alles den Menschen übel Gesonnene heraus.

„Einzig die Hoffnung verblieb im unzerbrechlichen Kruge...“ (Hesiod 1965)

In ihren Werken schmücken die antiken Schriftsteller die Beschreibung historischer Abläufe gern mit Legenden und Beiwerk aus. So verdanken wir Herodot (etwa 484–425), dem „Vater der Geschichtsschreibung“, die Charakterisierung des älteren Sohnes von Periandros, dem Tyrannen von Samos, als gefühllos, gedächtnisschwach und blödsinnig.

Die Untaten des persischen Königs Kambyses (um 560–522) – Ermordung seines Bruders, Ehe mit zwei seiner Schwestern, die jüngere der beiden brachte er wegen einer Nichtigkeit um, Öffnung von Gräbern, um die Leichen zu betrachten, Schändung des Tempels des Hephaistos in Memphis – erklärt er mit dessen Geisteskrankheit („Dem allem nach unterliegt es für mich keinem Zweifel, dass Kambyses in der Tat geisteskrank war...“). Die Erwähnung der „heiligen Krankheit“ lässt aber eher auf Epilepsie als auf Schwachsinn schließen:

„So soll auch Kambyses von seiner Geburt an an einer bösen Krankheit gelitten haben, die manche die heilige Krankheit nennen, und wenn er körperlich an einer so schweren Krankheit litt, so ist es kein Wunder, dass er auch geistig nicht gesund war.“ (Herodot, Geschichtswerk III 33, Herodot 1964)

Über Kleomenes, den König der Spartaner (Lakedaimonier), Sohn von König Anaxandrides, gehen die Meinungen auseinander. Die einen bescheinigen ihm „ungebändigte Kraft des Geistes“, nach Herodot war er „beschränkt, ja geradezu unzurechnungsfähig“. Er regiert sein Volk mit wechselndem Geschick, „trieb allerhand Unfug“ bei den Nachbarn der Spartaner, wiegelte die Nachbarn gegen die eigenen Landsleute auf.

„Gleich darauf aber wurde er geisteskrank, wie es auch schon früher mit ihm nicht ganz richtig gewesen war. Wenn er einem Spartaner begegnete, schlug er ihm mit dem Stock ins Gesicht. Weil er das tat und den Verstand verloren hatte, legten seine Verwandten ihn in den Stock.“ (Herodot, Geschichtswerk VI 75, Herodot 1964)

Er endete im Wahnsinn durch Selbstverletzung und -tötung. Ob der Wahnsinn eine Folge der Trunksucht oder eher eine Strafe der Götter für begangene Frevel war, lässt Herodot offen.

Die Römer haben in einem Jahrhunderte lang währenden Prozess die griechischen Mythen mit ihrem Anthropomorphismus übernommen, sich ihre Götter jedoch nicht menschengestaltig vorgestellt. In den harten Kampfzeiten der frühen römischen Republik ist nach Ansicht einiger Forscher der Sagen bildende Trieb verschüttet worden. Und so finden wir im Wechsel der Könige, Konsuln und Senatoren, im Kampf zwischen Patriziern und Plebejern um die Macht in der Frühzeit Roms (bis zum 4. Jahrhundert v. u. Z.) keine Hinweise auf Geistesschwache und Behinderte (Fietz 1980, Trillitzsch 1973).

Biblische Geschichte

Die Völker haben in ihren Schöpfungsgeschichten einander ähnelnde Ereignisse. Wer denkt bei dem von Zeus geschaffenen Weib, dessen Neugier Unheil für die künftigen Geschlechter bringt, nicht an Eva, das biblische Wesen? Die Beziehung zu einem im Verhalten törichten Mann muss dabei nicht immer und unbedingt auf dessen Schwachsinn oder geistige Behinderung hinweisen.

An gewalttätigen Psychopathen, Depressiven, Schizophrenen und vom Wahn Befallenen mangelt es in allen Mythologien nicht. Auch die Zahl der Suizide liegt ungewöhnlich hoch. Die biblische Geschichte erzählt im 1. Buch Samuel von den Depressionen und Wahnvorstellungen des König Saul, zu deren Behandlung David mit seiner Harfe gerufen wurde.

„Wenn nun der Geist Gottes über Saul kam, so nahm David die Harfe und spielte mit seiner Hand, so erquickte sich Saul und es ward besser mit ihm und der böse Geist wich von ihm.“ (1. Samuel, 16, 23, Bibel 1989)

Jesus befreit einen Tobsüchtigen, den weder Ketten noch Fesseln halten können, von seiner dämonischen Besessenheit (Markus 5, 1–9), heilt einen Kranken von der Gicht (Matth. 9, 2), macht Blinde wieder sehend (Matth. 9, 28–30) und bringt einen Stummen zum Reden (Matth. 9, 33).

Allein der Schwachsinnige als Person tritt im turbulenten alt- und neutestamentarischen Geschehen wenig hervor. Warum sollte er auch? Mit seiner Einfalt und seinem fehlenden Verstand wird er zum Stereotyp des Narren. Der töricht handelnde Narr ist in der Meinung der altjüdischen Weisheiten in den Sprüchen Salomons, dem Buch Sirach und in den Korinther-Briefen ein hoffnungsloser Fall von Geburt an, bleibt seines Vaters Herzeleid und abschreckende Karikatur des Menschen. Er „bildet in jeder Beziehung den negativen Abdruck zum Vorbild des weisen Menschen" (Nigg 1993).

Umso bemerkenswerter ist der Wandel. Bei den Evangelisten und den Jüngern Jesu erhält die Narrheit ein anderes Gewicht.

„Selig sind, die da geistlich arm sind, denn das Himmelreich ist ihrer."
(Matth. 5, 3, Bibel 1989)

Im Lobpreisen der Einfältigen und Unmündigen wird eine Botschaft jenseits der Ratio verkündet. Der Christ schreitet gleichsam mit einer Schellenkappe angetan, verlacht und verspottet über diese Erde (Nigg 1993).

Märchen und Heldensagen

Wie in den Mythologien wird die Welt der Märchen von Gestalten mit guten und bösen Eigenschaften, von Schönen und Hässlichen, Starken und Schwachen beherrscht. In ihrem gegensätzlichen Handeln sind die psychischen Probleme der Menschen, ihre Ängste, die soziologischen Bindungen und das oft von übersinnlichen Kräften geförderte oder gehemmte Streben nach einer besseren Welt eingebettet. Der arme Bauernsohn, das bei den Stiefeltern aufwachsende Waisenkind, die klugen Geschwister, der verstoßene Prinz: sie alle überwinden zumeist die auf dem Weg zu Glück und Reichtum aufgebauten Hindernisse. Die Bösartigen, Hinterlistigen und Brutalen rücken gelegentlich in die Nähe der Psychopathen. So der Räuberbräutigam im gleichnamigen Märchen oder im Märchen von Fitchers Vogel, der seine Bräute mit dem Beil tötet, die Körper zerhackt und die Leichenteile aufbewahrt bzw. sie in Wasser kocht (von Spieß u. Mudrak 1939).

Die körperliche Behinderung finden wir häufiger in den Heldensagen: Walter Starkhand: einhändig, Hagen: einäugig, Gunther: einbeinig (Brüder Grimm 1987). Blinde und Lahme verfügen wie Bucklige und Kleinwüchsige oft über außerordentliche Fähigkeiten und Kräfte („Die drei lustigen Brüder", „Sechse kommen um die Welt"). Schwachsinnige finden wir auch in den Märchen nur vereinzelt und dann oft nur andeutungsweise. In den Märchen von den zwei oder drei Brüdern ist manchmal der jüngste ein Dummkopf. Im Märchen von den „Drei Federn" ist der jüngste von drei Söhnen des Königs einsilbig und hieß nur „der Dummling". Er ist es aber, der zum Schluss die Krone erhält und lange in Weisheit herrscht, also wohl nur ein Spätentwickler. Nicht anders endet das Märchen „Die schönste Braut": Der jüngste der drei Brüder, ein friedfertiger und fauler Dummerjahn, bringt dem Vater die schönste und reichste Braut und erhält die Wirtschaft (Brüder Grimm 1984).

Nordische Sagenwelt und mittelalterliches Schriftgut

Im nordischen Schrifttum tritt der von allen verachtete „Aschenlieger“ als stumpfsinnig, faul und stumm auf. Thetleif in der Thidrekssaga wird von den anderen für einen einfältigen Tropf oder sogar für einen Wechselbalg (von einem Kobold untergeschobenes Kind) gehalten, beweist aber bei entscheidenden Situationen seinen Willen und Verstand.

Im Saxo begegnen wir Offa (oder Uffo). Dieser Offa überragte alle seine Altersgenossen an Körperlänge, galt aber in seiner Jugend für so beschränkt und närrisch, dass er zu nichts auf der Welt nütze erschien. Von Kindesbeinen an wollte er nicht an Spiel und Scherz teilnehmen, und er blieb allen menschlichen Belustigungen so fern, dass er seine Lippen nie zu einem einzigen Wort öffnete und nie den Ernst der Miene durch ein freundliches Lächeln aufheitern ließ. Im Augenblick höchster Not aber stellte sich Offa dem Sohn des Sachsenkönigs zum Kampf und rettete dadurch die Unabhängigkeit seines Volkes (von Spieß u. Mudrak 1939).

Das ungebildete, weil nicht oder falsch erzogene Kind finden wir dann im Schriftgut des Mittelalters, in den Ritterromanen und Verserzählungen. Parzival, der „tumbe Thor“, steht für den sich entwickelnden, sich letztlich anpassenden Typus, der später in den Narren- und Schelmenromanen die gesellschaftlichen Probleme deutlich macht. Damit wären wir aber bei den literarischen Figuren, auf die wir später noch einmal zurückkommen.

„Mens sana in corpore sano."
(„Ein gesunder Geist in einem gesunden Körper".)
(Iuvenalis, Satire X 356, Adameit 1993)

2 Der am Geist Kranke in der Antike

Erste Klassifizierungen

Empedokles, der Philosoph (490–430 v. Chr.), geht in seinen Schriften als einer der ersten auf Wahnsinn und hysterische Lethargie ein. Ausführlich und wiederholt beschäftigt sich im gleichen Jahrhundert der Arzt Hippokrates (um 460–380 v. Chr.) mit Delirien, Melancholie, Psychoneurosen und geistigen Störungen durch Trunkenheit, Gift und Infektionen. Die Epilepsie beschreibt er als „heilige" Krankheit. Zugleich gelangt er zur Erkenntnis, dass Irrsinn, Wahn und Besessenheit weniger auf das Wirken der Götter und Dämonen als vielmehr auf Erkrankungen des Gehirns zurückzuführen sind (Kollesch u. Nickel 1979).

Ihnen folgen im antiken Griechenland und Rom zahlreiche Ärzte, Philosophen und Naturwissenschaftler, die sich mit den Phänomenen des erkrankten Geistes auseinandersetzen: Eine Klassifizierung der Geisteskrankheiten nahm Aretaios (um 150 v. Chr.) vor. Ansätze der Psychotherapie finden sich bei Aulus Cornelius Celsus (um 30 n. Chr., „De re medica") und Soranos von Ephesus (um 100 n. Chr.), der sich gegen die Verbannung manisch Kranker in Dunkelheit und Isolation wendet, stattdessen den Kranken Diät verordnet.

Die Geschichte der Psychiatrie bleibt jedoch bis zum 18. Jahrhundert in erster Linie eine Geschichte des Wahnsinns. Eine klare sprachliche oder gar diagnostische Differenzierung in „Geisteskranke" oder Menschen mit geistiger Behinderung findet sich kaum, so dass diese Begriffe bei aller Wahrscheinlichkeit einen gemeinsamen Überschneidungsbereich beinhalten (Häßler 2004).

Wenig Spuren

Der Versuch, die Lage der geistig Behinderten über eine längere und geschichtlich weit zurückliegende Epoche zu analysieren, stößt daher auf vielfältige Schwierigkeiten. Historische Dokumente aus der Frühzeit der klassischen Stadtstaaten Griechenlands und Italiens beschreiben nur die kriegerischen Auseinandersetzungen, die politischen Strukturen und Machtkämpfe, und sie geben Hinweise zu den sozialen Gruppen und ihren Konflikten sowie Einblicke in die Gedankenwelt der Philosophen. Über die Stellung der geistig Behinderten und den Umgang mit ihnen finden wir hingegen wenig. Und das Wenige führt eher in die Irre als das Nichts. In einer mehr als tausendjährigen Geschichte verschiedener Völker, die zeitweise über die Hälfte des heutigen Europas, Teile Asiens und Afrikas herrschten, suchen wir nach Spuren, die eine Randgruppe der Gesellschaft hinterlassen hat. Spuren, die im Denken und Handeln der modernen Gesellschaft nicht völlig gelöscht sind und noch immer zu dem Widerspruch zwischen vordergründigen Worten wie „humanitas“ und „philantrophie“ und der Ausgrenzung geistig Behinderter führen.

Geringe Überlebenschancen

Bei fast allen archaischen Völkern war die Aussetzung und Tötung von Neugeborenen ein Mittel zur Geburtenregulierung und daher moralisch und rechtlich erlaubt. Von diesem Recht wurde offensichtlich selbst bei Neugeborenen ohne erkennbare körperliche Missbildungen und geistige Behinderungen häufig Gebrauch gemacht. Anders sind die in Mythologien und Sagen immer wiederkehrenden Geschichten, die sich um Aussetzung und glückliche Rettung ranken, nicht zu erklären.

Moses wurde im Fluss, Joseph in einer Grube ausgesetzt. Das gleiche Schicksal erleidet Daniel. Romulus und Remus, die sagenhaften Gründer Roms, verdanken ihr Überleben nach der Aussetzung der zum Symbol gewordenen Wölfin. Knaben erleiden das Schicksal als Nachgeborene, um spätere Ansprüche an Herrschaft und Erbschaft von vornherein auszuschließen. Manchmal ist es auch die Furcht vor dem eigenen Sohn, die den Vater zur Tötung des Neugeborenen veranlasst. Der „Schwellfuß“ des Oedipus ist darauf zurückzuführen, dass er mit gefesselten Füßen ausgesetzt wurde. Die Aussetzung und Tötung der Mädchen sollte zumeist in den ärmeren Schichten die Belastung der Familie durch zusätzliche Esser und später zu zahlende Mitgift verhindern.

Kinder mit schweren körperlichen oder geistigen Behinderungen und Abnormitäten hatten unter diesen Bedingungen geringe Chancen zum Überleben. Die natürliche, weil zur Arterhaltung notwendige Hemmschwelle, die immer überwunden werden muss, wenn sich ein oder beide Elternteile zur Tötung des Neugeborenen oder Heranwachsenden entschließen, liegt in diesen Fällen um viele Stufen niedriger.

Die Kindstötung war grundsätzlich dem Kindesvater erlaubt. Er hatte das Recht, das neugeborene Kind auszusetzen oder zu verkaufen, es als Opfergabe einem der vielen Götter oder einer Göttin zu weihen. Trotzdem bestanden zwischen den antiken Staaten merkliche Unterschiede. Wenn auch der griechische Familienvater keine so absolute Macht darstellte wie der römische „pater familias“, so stand ihm doch das Recht zu, das Kind nicht großzuziehen. In einem solchen Fall wurde das Neugeborene irgendwo an einer Straße oder unwegsamen Stelle erbarmungslos ausgesetzt. Das unglückliche Kind kam entweder um, wenn es niemand fand oder sich niemand seiner annahm, oder es wurde von Fremden großgezogen. Dann diente ein mitgegebenes Erkennungszeichen (Schmuckstück, Stickerei an der Kleidung oder Windeln) dazu, späteren Verwicklungen (Geschwisterehen) zuvorzukommen (Sarkady 1974). In Theben war es verboten, Kinder auszusetzen. Doch die dortige Regelung war auch nicht viel menschlicher. Wenn der Vater sehr arm war, lieferte er das Kind gleich nach der Geburt bei den Behörden ab. Diese gaben es an geeignete und geneigte Bürger ab. Sie verpflichteten sich vertraglich, das Kind großzuziehen, wofür es ihnen später als Sklave oder Sklavin gehörte (Sarkady 1974). Sparta ging eigene Wege mit abschreckender Härte. Nach spartanischer Auffassung war das Kind nicht Besitz des Vaters sondern des Staates, und der Staat entschied bereits von Geburt an über das Kind. Zur Erhaltung eines gesunden Volkes galt der Einzelne gleichermaßen nur als Mittel zum Zweck. Daher war es bei den Spartanern Pflicht, missgestaltete Knaben unmittelbar nach der Geburt umzubringen. Die Kinder (auch Mädchen) wurden nach ihrer Geburt zu den Alten gebracht, und diese entschieden darüber, ob sie lebensfähig waren oder nicht. Um das auszuprobieren, galt das Baden in Wein als ausgezeichnete Methode! War das Kind schwach oder schmächtig, wies es Fehlbildungen oder erkennbare Zeichen von Geistesschwäche auf, so setzte man es an einer bestimmten Stelle des Taygetos-Gebirges aus, damit es dort umkam (Sarkady 1974). Die Tötung von Knaben erfolgte noch in späteren Lebensjahren, wenn sich herausstellte, dass der Heranwachsende körperlich oder geistig den Anforderungen der kriegerischen Ausbildung nicht entsprechen konnte. Da Knaben mit der Einschulung (6. oder 7. Lebensjahr) völlig unter Kontrolle der Allgemeinheit standen, waren geistige Defizite schnell festzustellen. Erst mit dreißig Jahren wurden junge Männer in Sparta Vollbürger. Selbst für leicht Behinderte lagen die Hürden unüberwindlich hoch. Im Gegensatz zu Athen, wo Arme und Bettler in der Öffentlichkeit zumindest geduldet und zeitweise ihre Notlage durch Zahlungen aus öffentlichen Mitteln gemildert wurde, sind solche Zuwendungen in Sparta unbekannt.

Kodifiziertes Recht

Im Rom des 4. Jahrhunderts v. Chr. war die Tötung von behinderten Kindern kein Verbrechen sondern kodifiziertes Recht:

„Cito necatus tamquam ad deformitatem puer." („Schnell ums Leben gebracht wie ein missgestalteter Knabe.") (XII tabulis insignis-Zwölftafelgesetz, Huchthausen 1981)

Vierhundert Jahre später rechtfertigt Seneca (2–65 n. Chr.) ohne Hass oder Zorn eine solche Tat als vernünftig:

„Tolle Hunde bringen wir um; einen wilden und unbändigen Ochsen hauen wir nieder, und an krankhaftes Vieh, damit es die Herde nicht anstecke, legen wir das Messer, ungestalte Geburten schaffen wir aus der Welt, auch Kinder, wenn sie gebrechlich und missgestaltet zur Welt kommen, ersäufen wir. Es ist nicht Zorn, sondern Vernunft, das Unbrauchbare von dem Gesunden abzusondern."
(Seneca, Bücher über den Zorn I 15, von Gleichen-Rußwurm 1925)

Mit vielen Machtbefugnissen ausgestattet und länger als ein Jahrtausend beibehalten war in der römischen Gesellschaft die „potestas" des „pater familias", die Autorität des Familienvaters. Die ihm gegebene Gewalt, über das Leben der Kinder wie über das Leben seiner Sklaven nahezu frei zu entscheiden, ist zwar häufig modifiziert, aber bis zum Ende des römischen Reiches nicht abgeschafft worden. Einschränkungen wurden z. B. bei Söhnen und erstgeborenen Töchtern gemacht, wenn sie gesund und kräftig waren. Trotzdem wird häufig Klage geführt, dass selbst begüterte Familienväter die Neugeborenen nicht annahmen.

Das Ritual war bildlich von dieser Annahme geprägt. Die Hebamme legte das neugeborene Kind dem Vater zu Füßen, und wenn dieser es aufnahm, so erkannte er dadurch an, dass es aufgezogen werden sollte, im anderen Fall wurde es getötet oder ausgesetzt (Stoll 1877). Mit der Aussetzung auf Müllplätzen und Misthaufen (stercus), neben Kranken und Tierkörpern, waren sie umherstreunenden Hunden und Katzen ausgeliefert und preisgegeben. Gelegentlich wurden sie aber auch gerettet und später zu Sklaven gemacht, mit Namen wie Stercorius, Stercorosus u.ä. (Whittaker 1999).

Die Gründe für die Ablehnung des Kindes waren vielfältiger Natur:

- Der Verdacht, dass die eheliche Treue von der Hausfrau nicht eingehalten wurde und der Erzeuger ein anderer Mann, vielleicht sogar ein Sklave oder Freigelassener war.
- Wirtschaftliche Notlage durch eine bereits vorhandene größere Kinderschar in einer Familie, die zu den Armen gehörte.
- Befürchtungen um spätere Erbansprüche bei Nachgeborenen (die hohe Frauensterblichkeit veranlasste Männer zu erneuter Eheschließung).
- Offensichtliche schwere körperliche und/ oder geistige Behinderung.

Die pränatal entstandenen Behinderungen durch Stoffwechselerkrankungen, Genmutationen und Chromosomenanomalien lagen wohl eher niedriger als in heutiger Zeit, da Belastungen im Wege der Vererbung wegen der hohen Sterblichkeitsrate vor Erreichen des zeugungsfähigen Alters seltener weitergegeben wurden. Nach einer Pressenotiz wurde im Jahr 2003 an einem 2550 Jahre alten Skelett erstmals der Nachweis der zum Down-Syndrom führenden Chromosomen-Anomalie geführt (NNN 2003). Dagegen dürften perinatale Komplikationen, bedingt durch das jugendliche Alter Erstgebärender (Mädchen heirateten im Alter zwischen 14 und 17 Jahren) und die fehlende medizinische Versorgung während der Geburt, häufiger aufgetreten sein.

Zusätzliche Belastung

Man sollte sich aber vor Augen halten, dass die Nichtannahme des Neugeborenen immer die Ausnahme und nicht der Regelfall war. In den meisten Fällen waren die leichten und mittelgradigen geistigen Behinderungen beim damaligen Wissensniveau selbst von medizinisch erfahreneren Personen nicht unmittelbar nach der Geburt festzustellen. Waren die Neugeborenen angenommen, überlebten sie die besonders kritischen ersten Tage und erhielten am Weihetag (dies lustricus - bei Knaben der 9., bei Mädchen der 8. Tag nach der Geburt) ihren Namen. Blieben sie von der hohen Kindersterblichkeit und schweren postnatalen Hirnschädigungen verschont, dann drohte ihnen zwar nicht die Aussetzung, aber gegebenenfalls der Verkauf als Sklave/ Sklavin. Eine Tötung des Kindes war nach der Annahme nicht mehr straffrei, der Verkauf bei geistiger Behinderung möglich, aber relativ unwahrscheinlich. Selbst ein niedriger Preis war nur zu erzielen, wenn der Käufer eine Verwendungsmöglichkeit für den geistig Behinderten hatte, die wenigstens die Aufwendungen für Nahrung und Unterkunft deckte.

Heranwachsende mit leichten geistigen Behinderungen verblieben daher in der Regel in der Familie und konnten sogar mit Erreichen des 18. Lebensjahres die Bürgerrechte erlangen. Im väterlichen Handwerk und in der Landwirtschaft, als Viehhirten, Saisonkräfte oder in den sich entwickelnden manufakturähnlichen Werkstätten der Töpferei und Metallbearbeitung konnten sie zum eigenen Lebensunterhalt beitragen. Wenn diese Möglichkeiten wegen des Grades der Behinderung, der generellen wirtschaftlichen Lage oder der familiären Situation entfielen, stellten Behinderte eine erhebliche Belastung für die Familien dar. Dabei muss man sich auch die in den innerstädtischen Wohnsiedlungen (insulae) herrschenden, zumeist katastrophalen Bedingungen vorstellen. Die hohen Mieten – zeitweise 3–4mal höher als der Lohn eines armen Arbeiters – führten dazu, dass in den oberen Stockwerken in einem Zimmer oft mehr als zwölf Personen wohnten. Für eine Versorgung geistig behinderter Familienmitglieder blieb da kein Raum (Whittaker 1999, Ürögdi 1966).

Ungenügende Versorgung

Die Medizin war eng mit der religiösen Sphäre verbunden, die an den Kultstätten des Heilgottes Asklepios praktiziert wurde. Die über ganz Griechenland und später auch Rom verbreiteten Heiligtümer (Asklepien) wurden von den kranken Menschen aufgesucht. Die medizinische Behandlung durch Priester, die über einen soliden Fundus empirisch gewonnener Kenntnisse verfügten, vollzog sich im Tempelbezirk. Auch außerhalb der Tempelmedizin gab es keine „Krankenhäuser". Allenfalls konnte es vorkommen, dass einzelne Patienten in den Räumen einer Arztpraxis für eine gewisse Zeit untergebracht und dort stationär behandelt wurden. Wichtig war für den Arzt Rufus von Ephesos (um 100 n. Chr.) die Diagnose durch eingehende Befragung des Patienten und damit die Abklärung, ob eine Erkrankung des Geistes oder des Körpers vorliegt. Keine Kenntnis haben wir über die Behandlung der durch Schädelverletzungen im Krieg oder durch Unfall schwachsinnig gewordenen Bürger in Sparta oder Athen. Wegen der hohen Gefahr von Wundbrand und anderen Infektionen überlebten wohl nur wenige. Die Zahl der mit einem öffentlichen Zuschuss zu versorgenden körperlichen und geistigen Krüppel hielt sich in engen Grenzen. So genannte Valetudinarien, Krankenreviere in den Lagern und Quartieren des römischen Heeres oder Krankenräume in den Massenunterkünften für Sklaven, dienten ausschließlich der Akutversorgung (Kollesch u. Nickel 1979).

Erst in der römischen Kaiserzeit wurden mit der Ansiedlung von Veteranen in den neu gegründeten Städten der Provinz auch Hospitäler zur Versorgung der Kriegsversehrten eingerichtet. In welchem Umfang hier auch Hirngeschädigte und Traumatisierte „verwahrt" oder Schwachsinnige gepflegt wurden, ist nicht bekannt. Der Sold nach dem ehrenvollen Ausscheiden aus dem Dienst sicherte zumindest in den Anfängen der Kaiserzeit auch den einfachen Legionär finanziell ab. Die Lebenserwartung lag um die Zeitenwende, also zu Beginn der Kaiserzeit, um 35 Jahre (nach anderen Schätzungen noch geringer). Genaue Werte lassen sich nicht errechnen, da sich auch bei den unter Augustus (63 v. Chr.–14 n. Chr.) eingeführten Volkszählungen nur Stichtagszahlen ergaben. Maßgeblichen Einfluss hatte die hohe Sterblichkeit der Kinder (bis zu zwei Drittel der in Grabstätten aufgefundenen Skelette waren nicht älter als drei Jahre) und der Frauen während der Schwangerschaft und im Kindbett. Wer das 30. Lebensjahr erreichte, konnte durchaus damit rechnen, weitere 30 Jahre und noch länger zu leben. Als Bürger Roms war der Mann ohnehin erst mit 60 Jahren vom Militärdienst befreit.

Juristischer Umgang

Altersdemenz und allgemeine Altersgebrechlichkeit traten trotzdem nicht so selten auf. Die Tötung von Greisen wird von Herodot als barbarisch, bei wilden Völkern vorkommend vermerkt, zumal sie bei den Skythen und Issedonen noch mit Kannibalismus verbunden gewesen sein soll. In den gehobenen Kreisen der Patrizier und der Aristokratie war für die im Alter, nach Trunksucht oder späterem Krankheitsausbruch wahn- oder schwachsinnig gewordenen Familienmitglieder das Einschließen, die Verwahrung im Haus und die Betreuung durch einen Haussklaven die übliche Lösung. Die Bemerkungen zu Kleomenes bei Herodot deuten darauf hin.

Die Kinder konnten ihren an greisenhaften Schwachsinn leidenden Vater unter Vormundschaft stellen lassen. Das wird aus Athen u. a. von den Söhnen des Sophokles (497–406 v. Chr.) berichtet, die diese Anschuldigung gegen ihn erhoben, um an sein

Vermögen zu kommen. Der greise Dichter habe jedoch Verse aus seinem Werk „Ödipus auf Kolonos“ vorgelesen und sei daraufhin von den Richtern freigesprochen worden.

Die Kodifizierung des geltenden Rechts in Rom um 450 v. Chr. sieht generell für den Fall der Geisteserkrankung vor:

„Wenn einer geisteskrank ist, so sollen die Agnaten (Personen des Hausverbandes) und Gentilgenossen (Angehörige des Geschlechtsverbandes) über ihn und sein Vermögen die Gewalt haben.“ (Zwölftafelgesetz Tafel V 7a, Huchthausen 1981)

Auch spätere Urteile, gesammelt in den sog. „Digesten“, beziehen sich auf diese Regelung. So der Jurist Gaius, der um 161 n. Chr. ein Lehrbuch über die Rechtspflege verfasst. In der Vielzahl der Auffassungen geht es um die Rechtsfähigkeit, die Geschäftsfähigkeit, die Verfügung über Vermögen und Eigentum, die Heirat und die Stellung der Kinder von Geisteskranken. Zur strafrechtlichen Verantwortlichkeit Geisteskranker enthalten die Digesten Rechtsfälle, die zugleich ein Bild vom Umgang mit ihnen verschaffen. So wird im Buch 48, 9, 9, 2 der Jurist Modestin zitiert:

„Wer seinen Vater freilich im Wahnsinn getötet hat, wird straffrei ausgehen, wie die kaiserlichen Brüder betreffs eines Mannes reskribiert haben, der seine Mutter getötet hatte; denn der Wahnsinn selbst ist eine hinreichende Strafe, und der Betreffende müsse sorgfältiger bewacht oder sogar in Ketten gelegt werden.“ (Huchthausen 1981)

Die Mehrzahl der Fälle betrifft jedoch die vermögenden Bürger, Senatoren, Aristokraten. Die Wahrung des Eigentums Geisteskranker bei eingeschränkter Verfügungsgewalt (oder ihrem totalen Verlust) war letztlich eine finanzielle Sicherheit für die mit der Betreuung und Versorgung betrauten Familienangehörigen. In dem folgenden Urteil (Digesten Buch 1, 5, 20 – Ulpian) wird die Spannbreite juristischen Umgangs mit betroffenen Personen deutlich:

„Wer geisteskrank wird, behält offensichtlich sowohl seinen persönliche Stand und die Würde, die er bekleidet hat, als auch seine Magistratur und seine Gewalt, so wie er sein Eigentum behält.“ (Huchthausen 1981)

Bei den ärmeren Schichten, den städtischen Plebejern, den Bauern und Freigelassenen, wo es selten um Besitzansprüche ging, wurden die im Haushalt lebenden geistig Behinderten in Zeiten wirtschaftlicher Not verstoßen. Sie waren dann auf Betteln und Armenversorgung angewiesen.

Entwürdigtes Dasein

In Rom lebten zu Beginn der Kaiserzeit mehr als eine Million Menschen, von denen 200 000–300 000 auf die öffentliche Versorgung mit Getreide Anspruch hatten. In Ghettos und Randsiedlungen wohnten Zugewanderte, Freigelassene und Bettler, die keinen Anspruch auf eine Getreideration hatten. Unter ihnen befanden sich auch mehrere tausend geistig Behinderte, die unterste Schicht der Ausgestoßenen. Sie vegetierten unter den Brücken, in Kellern oder in Mausoleen außerhalb der Stadt, die auch als Bordelle und Aborte dienten. Wenn sie Glück hatten, fanden sie Unterschlupf in baracken-ähnlichen Gebäuden (tuguria). Als letzte Zuflucht blieb ihnen der Bettlerhügel (clivus Aricinus) weit außerhalb der Stadt. Fehlende städtische Kanalisation, Wasserversorgung aus oft verseuchten öffentlichen Brunnen (lacus), mangelnde Hygiene – die viel gepriesenen Bäder waren zumeist den Wohlhabenden vorbehalten, Mittellose konnten selbst geringe Eintrittsgelder nicht aufbringen – und ein kaum vorhandenes öffentliches Gesundheitswesen ließen bei auftretenden Krankheiten die Zahl der Opfer unter den Armen schnell ansteigen.

Noch schlimmer war das Los der Sklaven, die durch Unfall oder Krankheit schwachsinnig geworden waren. Für die Sklaven aller Altersstufen erlosch bei geistiger oder körperlicher Behinderung jegliches Interesse der Eigentümer an der Erhaltung ihres Lebens. Zwar hatte schon Kaiser Claudius (10 v. Chr.–54 n. Chr) verboten, einen arbeitsunfähigen Sklaven zu töten, die Repressalien und Schikanen gegen geistig Behinderte auf den Latifundien, in Bergwerken und Manufakturen kamen jedoch einer Todesstrafe gleich. Die Herabsetzung der Essensrationen, Isolation und Krankheiten führten dann zu einem schnellen Ende.

Ausnahmen mögen bei den sog. „Haussklaven" bestanden haben, wenn sie das Glück hatten, auf eine verständnisvolle Herrschaft zu stoßen, die darüber hinaus auch genügend Reichtum besaß, den Alten und Gebrechlichen ein Domizil bis zum Lebensende zu bieten. So schreibt Seneca (2–65 n. Chr.) über die schwachsinnige Harpaste, die er aus dem Nachlass seiner Frau übernahm, an seinen Freund:

„Harpaste, meiner Frau schwachsinnige Sklavin, ist, wie du weißt, als ererbte Last in meinem Haus geblieben. Ich selbst bin nämlich höchst kritisch gegenüber solcher Unnatur: Wenn ich mich einmal an einem Narren erheitern will, brauche ich nicht lange zu suchen: Über mich lache ich. Diese Schwachsinnige hörte plötzlich auf zu sehen. Einen unglaublichen aber wahren Sachverhalt erzähle ich dir: Sie weiß nicht, dass sie blind ist, immer wieder bittet sie den Aufseher, sie gehen zu lassen, sagt sie, das Haus sei finster."
(Seneca, Briefe an Lucilius V 50, Ackerknecht 1985)

Hier spielt Seneca auf eine Unsitte der Aristokratie an. In der griechisch-römischen Oberschicht war es seit dem zweiten Jahrhundert v. Chr. Mode geworden, dass Spaßmacher die Gesellschaft bei Festmahlen unterhielten. Neben den „aretaloqui" (Spaßmacher mit philosophischem Anspruch) traten dabei auch geistig Behinderte, Zwergwüchsige und Menschen mit körperlichen Abnormitäten als sog. „gelotopoio" (die zum Lachen bringen) in Athen auf. Eine Vorliebe der römischen Aristokratenfamilien war es, geistig behinderte Sklaven als Narren und Närrinnen (moriones) zu halten und für die eigene Belustigung und zum Vergnügen der Gäste abzurichten. Spezielle Aufkäufer sollen auf den Sklavenmärkten nach solchen bedauernswerten Geschöpfen gesucht haben. Kaiser Marc Aurel (121–180 n .Chr.) schenkte seine „moriones" dem römischen Volk.

In der Öffentlichkeit wurden Geisteskranke ausgelacht und verspottet. Der Brauch, sie mit schwarzer Farbe, Ruß und Dreck zu etikettieren, wird in den Satiren des Horaz (65–8 v. Chr.) genannt. Auch Plinius (62–110 n. Chr.) geht in seinen Epistolae (Briefe zur Zeitgeschichte) auf das Schicksal der missgestalteten Blödsinnigen ein (Ep. IX, 17.1). Der römische Epigramm-Dichter Martial (40–um 100 n. Chr.) benutzt sie als Zielscheibe oder Pfeil seines Spottes (VIII, 13; XII, 94). Im Spottgedicht auf den unbekannten Bürger Cinna macht er sich über die von dessen Frau Marulla mit Sklaven gezeugten sieben Kinder lustig:

„Als Bäckersohn den dritten jeder nennt,
der Damas triefende Visage sieht und kennt.
Der vierte, mit Kinaedenstirn, der bläßlich blickt,
ist durch des Lygdus Zutun in die Welt geschickt;
durchbohre, wenn du willst, dies Sohnes Lenden,
gesetzlich, Cinna, ist nichts einzuwenden.
Der Spitzkopf mit den wedelnd langen Eselsohren
ist sicher als des Narren Cyrta Sohn geboren.“
(Martial, VI, 39, Hofmann 1966)

Das hier verkürzt wiedergegebene Gedicht lässt erkennen, dass durchaus nicht alle unehelichen Kinder – selbst wenn sich die Ehefrau mit Sklaven eingelassen hatte – vom Vater umgebracht wurden, und selbst geistig behinderte Kinder im Familienverbund verblieben, obwohl dem „pater familias“ das Recht zur Tötung zustand.

Die Schwachsinnigen sind in seriösen Gedichten, Schriften und Abhandlungen nicht oder bestenfalls als abschreckendes Beispiel zu finden. Für die Philosophen gaben sie die negative Seite eines glückseligen und staatskonformen Lebens ab.

„(Tiere:)...niemand wird sie glücklich nennen wollen,
da sie kein Bewusstsein eines glücklichen Zustandes haben.
Das Nämliche gilt denn auch von Menschen,
die ihr Stumpfsinn und ihr Mangel an Selbstbewusstsein
in die Klasse des Viehes und der Tiere setzt.“
(Seneca, Vom glückseligen Leben, von Gleichen-Rußwurm 1925)

Verbrechen, geistige oder körperliche Gebrechen, angeborene Dummheit und große Familien wurden zu strukturellen und natürlichen Merkmalen der Armut, Begriffe wie „inopes“ (Mittellose), „egentes“ (Bedürftige), „pauperes“ (Arme), „humiles“ (Geringe) und „abiecti“ (Ausgestoßene, Randständige) mit politischer oder sozialer Bedeutung aufgeladen. Die Vorurteile gegenüber den Armen – und erst recht gegenüber Behinderten – ziehen sich von Aristoteles über Platon bis zu Cicero und Seneca hin. Selbst aus einem pompejanischen Graffito (einer Wandkritzelei) geht die moralische Ablehnung der Armut hervor: „Ich hasse arme Leute. Wenn jemand etwas für nichts haben möchte, ist er ein Dummkopf. Er sollte dafür bezahlen.“ Wenn hier „Volkesstimme“ spricht, kann man sich die allgemeine Einstellung gegenüber Behinderten, die sich letztlich im täglichen Umgang mit ihnen manifestiert, unschwer vorstellen.

*„Selig sind, die da geistlich arm sind,
denn das Himmelreich ist ihrer."
(Matth. 5.3, Bibel 1989)*

3 Klöster, Städte, Burgen und Schlösser als Umfeld von Schwachsinnigen

Germanen

Als der römische Kaiser Justinian um 528 n. Chr. eine Sammlung juristischer Texte in Auftrag gibt, woraus nach fünf Jahren schließlich die Digesten in 50 Büchern mit 150 000 Zeilen entstehen, ist das Weströmische Reich schon lange unter dem Ansturm germanischer Stämme zusammengebrochen. Die römischen Kaiser hatten 385 n. Chr. ihren Sitz nach Byzanz verlegt, wo sich neue Kulturelemente aus dem Vorderen Orient mit der Kultur des griechischen Stammlandes verbanden. In Rom weiden auf dem Forum Romanum Ziegen und Schafe zwischen den Trümmern der antiken Bauwerke, die Bevölkerung dieser Stadt ist von mehr als einer Million Einwohner auf Hunderttausend zurückgegangen.

Mit den verschiedenen germanischen Stämmen der Völkerwanderung kamen andere sozial-ökonomische Strukturen, Kulturelemente und Rechtsauffassungen. Die im vorhergehenden Kapitel skizzierte Stellung der geistig Behinderten hatte sich über die Jahrhunderte verändert und blieb in der Einheitlichkeit begrenzt auf das römische Zentralreich. In den Provinzen mit ihrer Bevölkerung der Gallier, Kelten, Cimbern, den Völkern des Donaudeltas und des östlichen Mittelmeeres war der Umgang mit Kindern, Alten, Kranken und Behinderten oft stärker von überkommenen Stammesritualen als von der römischen Rechtsauffassung geprägt.

Über das Alltagsleben der Germanen ist wenig bekannt. Die Quellen zum frühgermanischen Recht sind schwer zu interpretieren, da sie in Ermangelung eines eigenen Schriftsystems bzw. nur rudimentär entwickelter Runen zumeist mündlich weitergegeben wurden. Der von Tacitus (um 54–117 n. Chr.) in seiner Schrift „Germania" geschilderte Idealtyp des Germanen hatte eigentlich mehr den Zweck, den römischen Landsleuten einen Spiegel vorzuhalten. Über die materielle Kultur, die soziologischen Beziehungen und den Umgang miteinander innerhalb und zwischen germanischen Familien erfahren wir wenig.

Die Tötung der Neugeborenen, wohl unter starkem Einfluss der Sippen-Ältesten, war straffrei, wenn das Kind noch keine Nahrung bekommen hatte. Besonders davon betroffen waren Mädchen, Kinder aus den „Friedelehen" (Ehen mit Nebenfrauen) oder aus dem Verkehr mit Kebsfrauen (Unfreie, Sklavinnen). Früh- oder Missgeburten, zu denen natürlich auch Neugeborene mit schweren und schwersten geistigen Behinderungen rechneten, brachten Unglück und wurden an unheiliger Stätte vergraben.

Bei der Aberkennung des Lebensrechts von behinderten Kindern spielte neben der ökonomischen Überlegung auch die tief verwurzelte Angst vor Dämonen eine wesentliche Rolle. Bis weit in die Neuzeit hat sich die Vorstellung vom Wechselbalg – ein mit einem Kobold gezeugtes oder von ihm untergeschobenes Kind – gehalten und bei der Hexenverfolgung in späteren Jahrhunderten Triumphe gefeiert (Schlette 1972).

Da die Germanen ihre Verstorbenen viele Jahrhunderte lang verbrannten, sind Rückschlüsse aus Skelettfunden kaum möglich. Auffällig bei den Brandbestattungen ist der hohe Anteil (um 25%) von Nichterwachsenen. Erst aus der Völkerwanderungszeit mit einer zunehmenden Zahl von Körperbestattungen sind beschränkt Einblicke in die medizinischen Praktiken anhand verheilter Wunden und Verletzungen möglich. Überdurchschnittlich hoch sind pathologische Veränderungen an Schädeln vertreten, so auch ein mäßig schwerer Fall von Hydrocephalus (Wasserkopf) (Krüger 1983).

Die Form des Medizinzaubers – Versöhnung der bösen Geister durch Opfergaben, Zauberprozeduren und Tänze – wurde in der Regel von speziellen Medizinmännern ausgeübt. In den Behandlungsbereich fielen auch Geisteskranke (Epileptiker) und von psychischen Störungen Befallene. Die Schwachsinnigen mit geringer Belastung waren im Familienverband integriert und wurden zu den häuslichen Verrichtungen herangezogen. Eine eheliche Bindung blieb ihnen verwehrt, da für die jungen Männer weder die Beutebeschaffung noch der Schutz der Familie gewährleistet waren und bei den jungen Mädchen die Fortpflanzung der Familie mit gesunden Knaben ungewiss blieb. Soweit sich die geistig Behinderten zu einer ernsten Belastung für die Familie entwickelten, blieb den Betroffenen das Aussetzen in unbekannter Gegend ohne Nahrung und ausgeliefert den drohenden Gefahren durch wilde Tiere nicht erspart. Ob gelegentlich auch eine Tötung mittels Pflanzen, Rauch oder giftigen Dämpfen erfolgte, kann nur spekuliert werden.

Trotz des Zusammenbruchs des römischen Imperiums bewahrte sich römisches Verhalten am längsten in den städtischen Zentren Norditaliens und in den westeuropäischen Tiefebenen entlang von Rhone und Rhein. Doch im 5. und 6. Jahrhundert n. Chr. brechen die alten städtischen Strukturen zusammen, und erst gegen Ende des Jahrtausends kommt es zu einer Welle von Neugründungen, verbunden mit dem Aufblühen noch erhaltener Zentren. Die veränderten wirtschaftlichen und gesellschaftlichen Bedingungen führen zur praktischen Ausformung neuer Verhältnisse in Verwandtschaft, Familie und Ehe, zwangsläufig also auch zu anderen Positionen gegenüber Behinderten. Das römische Recht mit der herausragenden Stellung des Familienvaters und damit verbunden das Recht auf Tötung und Aussetzung blieb jedoch noch viele Jahrhunderte bestehen (Rössler 1964).

Christen

Der Einfluss der christlichen Ideologie und Praxis auf die spätrömische Gesellschaft wird seit dem Ende des 4. Jahrhunderts n. Chr. deutlich, nachdem das Christentum unter Kaiser Konstantin (274–337 n. Chr.) zur Staatsreligion erklärt wurde. Mit dem Übergang der Ereignisse von Geburt, Heirat und Tod in priesterliche Hände gewann die Kirche ungeheuer an Macht. Trotz der gegensätzlichen Interessen zwischen Festigung von Verwandtschaftsgruppen, Klan- und Besitzbindungen bei den politisch Einflussreichen und Festigung des Glaubens auf der Grundlage ökonomischer Macht bei den kirchlichen Institutionen verlagerten sich die Ressourcen zur Kirche. Die Legitimation zum Erwerb von Vermächtnissen, Untersagung der Adoption, Ehebeschränkungen unter dem Vorwand des Inzestverbotes und Emanzipation der Kinder von der finanziellen und rechtlichen Obhut der Eltern verschafften der Kirche die wirtschaftliche Ausgangsbasis zum Aufbau großer kirchlicher Komplexe. Die Klöster wurden im 7. und 8.

Jahrhundert zu wirtschaftlichen und kulturellen Brennpunkten (Goody 2002). Le Goff schreibt:

„Der große Kulturträger im Frühmittelalter ist doch das Kloster, und zwar im zunehmenden Maße das abgelegene ländliche Kloster. In seinen Werkstätten leben die handwerklichen und künstlerischen Traditionen fort, in seinen Bibliotheken ... wird die Geisteskultur gepflegt." (Le Goff 1970)

Die Ausrichtung auf das künftige Leben war aber auch verbunden mit einer Hinwendung zu den Benachteiligten der Gesellschaft, den Witwen, Waisen und Armen. Die Tilgung der weltlichen Sünden durch Almosen schuf die Möglichkeit, den Bedürftigen und Behinderten zu helfen. Obwohl durch die Untersagung der Adoption die Zahl der Aussetzungen von Neugeborenen anstieg, wurden auf der anderen Seite die Klöster für geistig und körperlich Behinderte, die von ihrem Familienverband ausgeschlossen wurden, zur Anlaufstelle in einem Umfeld, das ländlich zerstreut und nicht durch städtische Strukturen und Einrichtungen geprägt war.

Die ersten Klöster – zunächst nur Mönchen vorbehalten – entstanden im 4. Jahrhundert n. Chr., so das Kloster Monte Cassino durch Benedikt von Nursia (um 480–560). Berühmte Klosterkomplexe, die mit ihrer Architektur als Spiegel der himmlischen Ordnung erscheinen, wurden im 9. Jahrhundert in St. Gallen, in Corbie bei Amiens und Mitte des 11. Jahrhundert in Cluny errichtet (Hawel 1997).

Für geistig Behinderte wurden sie in mancherlei Hinsicht Umfeld und Zufluchtstätte. Geistig und körperlich Behinderte aus begüterten Familien fanden bei entsprechend hohen Zuwendungen Zugang zum Noviziat und ggf. auch zur Bruderschaft. Mit Diensten im Bereich der für Küche und Garten zuständigen Kellerer, aber auch als Kopisten in den Schreibsälen, konnten sie sich bei leichten Behinderungen durchaus nützlich machen. Es wird wiederholt berichtet, dass Mönche, die des Lesens und Schreibens unkundig waren – wie übrigens nahezu 80% der Bevölkerung – bei der akribischen Vervielfältigung von Manuskripten außerordentliche Leistungen vollbrachten.

Bei vorübergehender oder anhaltender Verschlechterung des Gesundheitszustandes oder erst nach dem Noviziat eintretender geistiger Behinderung war das Klosterkrankenhaus oder -hospital der Ort, wo der mit der Krankheit (Sünde) Befleckte bis zur Reinigung von den anderen isoliert wurde. Die Kranken erkannte man an ihrem Stock, dem Signum der Schwäche, und am verhüllten Kopf als Zeichen der Buße. Die bei karger Klosternahrung, absoluter Klausur und strenger Einhaltung der Regeln des Ordens nicht auszuschließenden psychischen Erkrankungen (Schizophrenie, Melancholie, Depressionen, Demenz) waren bei nicht wenigen Mönchen Auslöser der himmlischen Visionen und Botschaften.

Eine ganz wesentliche Aufgabe übernahmen nach dem Zusammenbruch staatlicher Fürsorge die Klöster auf dem Gebiet der Armenfürsorge. Hier war die unmittelbare Umsetzung der Botschaft des Evangeliums dringend geboten. Zu den Armen und von der Gesellschaft Ausgestoßenen, die als Bettler ohne festen Wohnsitz ihr Dasein fristeten, gehörten auch die geistig Behinderten, die aber in der Hierarchie der Bedürftigen in der letzten Reihe blieben.

Zuständig für die Verteilung überschüssiger Lebensmittel und Kleidung an Bedürftige war nach der Struktur der Klosterverwaltung der Almonsenier, dem auch die Krankenbesuche bei bettlägerigen Kranken im benachbarten Dorf oder Ort oblagen (Hawel 1997).

Anstelle der Verachtung der Armen nach antiker Philosophie trat die Einordnung der von Geburt oder Lebenslauf her Benachteiligten, also auch der Behinderten, als Kinder Gottes, mit gleichem Anspruch auf ein seliges Leben im Jenseits. Nach Simeon von Edessa (um 550 n. Chr.) und Andreas von Konstantinopel (um 900 n .Chr.) werden Franz von Assissi (1182–1226) und Jacopone da Todi (1230–1306) Symbolfiguren der christlichen Nächstenliebe und Barmherzigkeit (Nigg 1993).

Bis zum 8. Jahrhundert hatten im Reich der Franken noch römische, germanische und christliche Normen nebeneinander bestanden, die Familienverhältnisse bestimmt und Polygamie, Konkubinat, Scheidung sowie Adoption ermöglicht. Erst Pipin, der Sohn Karl Martells, der 751 n. Chr. zur Macht kam, setzte unter dem Einfluss von Bonifatius (um 680–755 n. Chr.) die von Papst Gregor auf dem Konzil von 712 n. Chr. verkündeten strengeren Regeln durch (Goody 2002). Neben der Botschaft aus dem Evangelium nach Matthäus „Selig sind, die da geistlich arm sind, denn das Himmelreich ist ihrer" (Matth. 5.3) wurde das Schicksal der geistig Behinderten zunehmend mit der Sünde verknüpft, war der behindert Geborene oder durch Krankheit und Unfall zur Behinderung Gelangte der lebende Beweis für den unreinen Lebenswandel und die dafür empfangene gerechte Strafe Gottes. Der Appell an die Einsicht und tätige Reue des so Gezeichneten konnte nicht ankommen und führte die „verstockten" Sünder noch mehr in die Isolation.

Karl der Große (Regierungszeit 768–814), der mit praktischem Sinn Ordnung in sein Staatswesen brachte, sah die Armenpflege als einen wichtigen Teil dieser staatlichen Ordnung an. Deshalb gewann die Übung barmherziger Werke unter ihm eine neue Ausdehnung. Während sich die Wohltätigkeit bisher weitgehend auf die Initiative einzelner Menschen oder Klöster, bestenfalls auf die Amtsbefugnisse eines Bischofs stützte, verlangte Karl gleichsam von Staats wegen die Betreuung der Bedürftigen. In einer Reihe von Verordnungen, den sog. „Kapitularien", legte der Kaiser fest, was jedermanns Pflicht gegen seinen Nächsten sei. So im Kapitular von 802, admonito generalis:

„Liebet euren Nächsten wie euch selbst, und reicht nach euren Kräften den Armen Almosen dar. Die Fremden nehmt in eure Häuser auf, besucht die Kranken, übt den Gefangenen Barmherzigkeit."
(Vonhoff 1987)

In Notzeiten wurden die Bestimmungen noch verschärft. Es ist eine regelrechte Armensteuer, die es dem Staat ermöglichte, auch für diejenigen unter den Bedürftigen zu sorgen, deren Grundherr dazu nicht imstande war oder die niemandes Knecht oder Leibeigener waren.

Adlige

Die Adelshaushalte, vor allem in Frankreich und in den Gebieten nördlich der Alpen, hatten in vieler Hinsicht Ähnlichkeit mit den Klöstern. Freilich war ihre öffentliche Funktion der Schutz gegenüber dem Bösen mit der Waffe und im Privaten die Erhaltung der Familie durch eheliche Fruchtbarkeit ein Fundament der Gesellschaft. Auch hier war der Hausherr in der Rolle des „pater familias". Wie im Kloster gab es auch in den Adelssitzen den graduellen Übergang vom Eingangstor zu den privatesten Gemächern: vom Saal, in dem die Zusammenkünfte mit dem erweiterten Kreis der Familie, der Vertrauten und Freunde stattfanden, zu den Schlafräumen für das verheiratete Paar, zu den Schlafkammern der Diener und Kinder. In den größer werdenden Burganlagen war letztlich auch Platz für getrennte Räume der Söhne und Töchter.

Die Verwahrung dauerhaft Kranker und auch geistig Behinderter in abgesonderten Räumen war in den wohlhabenden Haushalten mit hundert und mehr Personen kein ernstes Problem. Das Verstoßen und Aussetzen blieb mit zunehmendem christlichen Einfluss sicher die Ausnahme, zumal die natürliche mütterliche Bindung und der väterliche Stolz in der Regel überwogen und bei später erkannten Behinderungen die Beseitigung der Heranwachsenden ohne öffentliche Rechtfertigung und gerichtliche Verfolgung nicht möglich war. Die Betreuung und Ernährung der Neugeborenen war ohnehin Aufgabe der Amme, deren Fürsorge sich zumeist auch auf die ersten Lebensjahre der Zöglinge erstreckte. Francesco di Barberino schreibt dazu:

„Die Erziehung begann an der Brustwarze, die Nähramme des Säuglings war gleichzeitig seine erste Lehrerin. Man riet zu sorgfältiger Auswahl, ...hatte doch die Amme wichtige Aufgaben zu erfüllen: Sie musste das Kind nicht nur stillen, sondern es auch in den Schlaf singen, seine Sprache verbessern und selbst einfache physiognomische Korrekturen vornehmen: einen schiefen Mund oder eine schiefe Nase richten oder dem Kind das Schielen abgewöhnen."
(Ariés u. Duby 1990)

Schuldzuweisungen bei auftretenden postnatalen Schäden blieben da nicht aus. Charles de La Roncière geht davon aus, dass nur 23% der Ammen im Hause der Herrin (und Kindsmutter) wohnten. Drei von vier Kleinstkindern verbrachten die ersten Lebensmonate außerhalb der elterlichen Wohnung, und 53% von ihnen wurden von den Eltern erst zurückgeholt, wenn sie mindestens anderthalb Jahre alt waren (Ariés u. Duby 1990). Waren dann erste Anzeichen einer körperlichen oder geistigen Behinderung beim Kleinkind sichtbar oder traten beim Heranwachsenden auf, so war daran die verdorbene Milch der Amme, ihr zweifelhafter Lebenswandel oder ihre Unaufmerksamkeit schuld. Letzteres mag in Einzelfällen bei Schädel-Hirnverletzungen durch Sturz, Schläge oder unsachgemäße «Behandlung» zur Ruhigstellung (sog. „Mohnbeutel") sogar tatsächlich zugetroffen haben. Während bleibende Schäden der Kinder in den armen Familien der Leibeigenen oder Tagelöhner zur ernsthaften ökonomischen Belastung führten, ging es bei den Adligen und in den reichen Bürgerhäusern in erster Linie um die Wahrung des guten Rufes der Mutter und die Makellosigkeit des Vaters. Ein Zusammenhang zwischen Trunksucht des Erzeugers und geistiger Behinderung bei seinen Kindern war schon in der Antike bekannt. Angestrengte Gerichtsverfahren gegen nachlässige Ammen waren daher keine Seltenheit. Sie endeten zumeist mit einer Verurteilung der Angeklagten zu harten Strafen von langjähriger Kerkerhaft bis zur Hinrichtung.

Für die Betreuung Behinderter im Kindes- und Jugendalter standen in den Familien des Adels und der Patrizier genügend Bedienstete bereit. Ähnliches galt für die Alten: Witwen wurden in die Nähe eines Klosters abgeschoben, während man die greisen Väter entweder in eine fromme Einsiedelei verstieß oder sie zur Vorbereitung auf den Tod auf eine Pilgerreise schickte. In der ländlichen Abgeschiedenheit und der räumlichen Geschlossenheit der Anwesen mit selten wechselnder Dienerschaft war es auch kein ernsthaftes Problem, die geistig behinderten Familienangehörigen in abgesonderten oder verschlossen gehaltenen Räumen zu verwahren.

Ähnlich wie im Kloster waren die Tore der Burgen und Schlösser für die Armen geöffnet, die die Brosamen von des Herren Tisch allerdings am Tor oder im Hof der Anlage empfingen. Freunde, Fremde gleichen Standes und die üblichen Schmarotzer wurden zur Tafel geladen, um den Reichtum des Gastgebers gebührend zu bewundern. Vereinzelt traten dabei zur Belustigung der Gäste auch Schwachsinnige auf, die vor allem mit Gesten und Mimik die antike Tradition der „moriones" weiterführten. Die Hofnarren des Mittelalters führten in den oft bescheidenen Burgen allerdings ein Leben, das nicht viel besser war als das der Tiere, in deren Stallungen sie auch ihr Quartier hatten und mit denen sie oft das kärgliche Mahl teilen mussten.

Araber

Zu Beginn des 8. Jahrhunderts waren maurische Eroberer auf das südwesteuropäische Festland vorgedrungen und hatten mit der Errichtung ihres Kalifats auch eigene soziale und rechtliche Vorstellungen zur Norm gemacht. Mit erstaunlichem Niveau beeindruckt die Irrenpflege im arabischen Mittelalter. Aus der religiösen Verwurzelung im Islam, einer Religion, die in allen Geschöpfen Allahs Allmacht und Güte am Werk sieht, resultiert ein besonders enges Verhältnis der Narren und Schwachsinnigen zu Allah. Schon durch den Propheten Muhamed waren die arabischen Ärzte angehalten worden, sich in humaner Weise mit den Geistesstörungen zu beschäftigen. Der Koran macht Unterhalt und Pflege der Irren zu einer Standespflicht. In der Sure 4, Vers 4, heißt es:

„Ihr sollt den Schwachsinnigen nicht ihr Vermögen in die Hand geben, sondern es für sie verwalten; ernährt sie damit und kleidet sie, und sprecht Worte freundlichen Ratschlags zu ihnen."
(Winter 1959)

Die Weiterführung der humanistischen antiken Tradition in der Behandlung von Geisteskranken, die sogar psychotherapeutische Elemente enthielt, finden wir am ehesten in der arabischen Welt, basierend auf dieser vom Koran ausgehenden Toleranz und dem religiös eingeforderten Wohlwollen ihnen gegenüber. Dafür stehen Namen wie Ibn Sina (980–1037) mit dem „Canon medicinae", Maimonides (1135–1204), Ali Ibn Rabban und Ali Abbas. Entsprechend dieser Einstellung ging es auch um eine angemessene Unterbringung von Menschen mit geistiger Behinderung. In den arabischen Hochkulturen nahm die Errichtung von Krankenspitälern und Häusern für Geisteskranke im 8. und 9. Jahrhundert rasch zu, was sich bis in den iberischen Einflussbereich erstreckte. Ackerknecht nennt die Errichtung eines solchen Spitals in Bagdad um 750, in Kairo 873, in Damaskus um 800, in Aleppo 1270 und Kaladun 1283. In der nordafrikanischen Stadt Fez bewohnten im 7. Jahrhundert Geisteskranke ein ganzes Stadtviertel, das jedoch nicht den Charakter eines Ghettos hatte (Ackerknecht 1985).

Die Behandlung und Betreuung von Geisteskranken, Behinderten und Schwachsinnigen in der Tradition des Islam hielt sich in weiten Teilen Spaniens noch über das 12. Jahrhundert hinaus. Mit dem erfolgreichen Vordringen christlicher Feudalstaaten und des Reconquista-Adels nach Süden fielen die Hochburgen der Kalifate und Emirate: 1236 die Kalifhauptstadt Cordoba, 1248 Sevilla und 1265 Cadiz.

Vielfältige Formen der Grundherrschaft bis hin zur Sklaverei (auf Mallorca waren um 1300 rund 18% der männlichen Gesamtbevölkerung Sklaven, in Valencia war noch bis in das 15. Jahrhundert hinein eine auf sieben Jahre begrenzte Sklaverei möglich) führten zu einer Verschlechterung der Lage der ärmeren Bevölkerung auf dem Lande und in den Städten (Zöllner 1988). In diesem gesellschaftlichen Umbruch blieb für Arme und Behinderte wenig an Fürsorge und Hilfe übrig. Als Bettler waren sie auf christliche Almosen angewiesen.

Durch die Einschränkung der Berufserlaubnis und Behinderungen bei der Ausübung ihres Berufes verließen viele islamische und jüdische Ärzte das Land, die sich bislang um körperlich und geistig Behinderte gekümmert hatten. Von christlichen Ärzten und Heilpraktikern wurden die Geisteskrankheiten als Ausfallerscheinungen im Sinne der klassischen Säftelehre angesehen. Hildegard von Bingen (1098–1179) verwendet in den lateinischen Texten für diese Kranken die althochdeutschen Bezeichnungen „melancolia, hirnwüdig, wanwiczig, wudich". Zwei weitere Ärzte dieser Zeit seien erwähnt: Constantinus Africanus (um 1080) und Petrus Hispanus. Ersterer gibt in seinem Tractat „De melancolia" aus der Zusammenfassung griechischer und arabischer Medizin eine Systematik seelischer Störungen in Hypochondrie und Kephalose (Erkrankung der Hirnsubstanz). Für Hispanus zeigen sich die Krankheitsbilder vor allem in der „Hunds-Manie" und der „Wolfs-Manie" (Angermann 1993).

„Wer kynd und narren sich nymbt an
Der soll ir schimpf gut ouch han
Er muss sonst mit den narren gan."
(Seb. Brant, Das Narrenschiff, Kapitel 68, Lemmer 1986)

4 Narren, Toren und Tölpel als Spiegelbild der Gesellschaft

Verrohung

Die Armenordnung Karls des Großen blieb im Frankenreich nur eine Episode, da weder die verwaltungstechnischen Mittel noch die wirtschaftlichen Ressourcen genügend entwickelt waren, um sie durchzusetzen. Schon unter seinen Nachfolgern waren es im Wesentlichen wieder die Klöster, auf denen die Last der Armen- und Krankenpflege ruhte. In den verworrenen Jahrzehnten um die Mitte des 9. Jahrhunderts kam es zu einer Vernachlässigung der Gebote christlicher Nächstenliebe, zur Verrohung der Sitten und Verweltlichung der Klöster. So klagte der Reimser Erzbischof Heriväus (gest. 922) zu Beginn des 10. Jahrhunderts:

„Entvölkert sind die Städte, die Klöster zerstört und verbrannt, die Äcker zur Wüste geworden. Unzucht, Ehebruch, Schändung der Heiligen und Mord überschwemmen das Land, Blut rührt an Blut, die Gesetze gelten nichts, die Dekrete der Bischöfe werden verachtet. Jeder tut was er will. Daher kommt, was wir vor Augen haben, durch die ganze Welt hin werden die Armen beraubt." (Schmitz 1978)

Von König Karl III. (dem Einfältigen) forderte er ein gerechtes Regiment und eine Klosterreform.

Die Geisteskranken blieben trotzt starker Differenziertheit nach sozialer Herkunft und Stellung in nahezu allen Regionen des christlichen Abendlandes benachteiligt. Durchgängig und am längsten hielten sich die Grundformen des römischen Rechts in den oberitalienischen Städten, wenn auch die wohlhabenden Bürger mit zunehmendem wirtschaftlichen Einfluss mittels vielfältiger territorialer Sondervorschriften und -genehmigungen das öffentliche Leben in genehme Bahnen lenkten. Vorrangig galt bis weit in das 14. Jahrhunderts hinein das Recht des „pater familias". Mehrere Historiker und Juristen vertreten in ihren Kommentaren sogar die Auffassung, dass die väterliche Gewalt (paterna potestas) in einigen Stadtstaaten (z. B. Bologna) im 12. und 13. Jahrhundert noch zugenommen hatte. Ein Ansteigen der Kindesaussetzungen führte um 1445 in Florenz zur Gründung der Hospize San Gallo und Innocenti speziell für ausgesetzte Kinder (Goody 2002). Überwog die Armut schon die Liebe zum gesunden Knaben und waren Mädchen oft unerwünscht, um wie viel schlechter standen die Chancen für behinderte Kleinkinder und Heranwachsende beiderlei Geschlechts.

Verlust der Geborgenheit

Im 13. Jahrhundert änderte sich die soziale Struktur der Bevölkerung. Das Aufblühen der Städte, Neugründungen als Folge von wirtschaftlichem Aufschwung in Handel und Gewerbe und der erfolgreiche Kampf um Unabhängigkeit von Lehnsherren brachten den bisher Hörigen bürgerliche Freiheit. Damit waren nicht nur Vorteile verbunden. Der Leibeigene auf dem Land war absolut abhängig von seinem Grundherren, doch dieser gewährte ihm in Zeiten der Not auch Schutz und Unterstützung. Als Unabhängiger in der Stadt war er hingegen in Notfällen hilf- und schutzlos, allein angewiesen auf die Mildtätigkeit derer, die ihren Besitz auch über schlechte Zeiten zu bewahren wussten. Die mit der Renaissance aufkommende Individualität brachte neben den Entfaltungsmöglichkeiten für den Einzelnen zugleich auch den Verlust der Geborgenheit in der Gemeinschaft für die körperlich und geistig Schwachen. Natürlich ist auch bei der städtischen Bevölkerung sorgfältig zu unterscheiden zwischen den Haushalten der Wohlhabenden (Patrizier), der Kleinbürger und Handwerker sowie der besitzlosen Lohnarbeiter. So wie die Frauen in der Werkstatt und im Laden mussten viele Kinder von klein auf im Haushalt mithelfen, Mädchen wurden oft schon mit sechs Jahren als Magd verdingt.

Geistig Behinderte im jugendlichen Alter waren von einfachen Verrichtungen im elterlichen Haus oder bei Nachbarn nicht ausgeschlossen. Für den selbständigen Erwerb ihres Lebensunterhaltes fehlten ihnen jedoch Ausbildung, materielle Grundlagen und Anerkennung. In einer kompakt gefügten Gesellschaft, die das Private und Individuelle viele Jahrhunderte lang gegenüber dem öffentlichen Interesse zurückgestellt hatte, war derjenige, der aus eigenem Antrieb oder aus krankhafter Veranlagung heraus abseits stand, zwangsläufig verurteilt. Wer „allein so für sich hinging", galt nach allgemeiner Übereinkunft als geisteskrank und war besonders anfällig für die Versuchung durch das Böse (Nigg 1993). Der körperlich und geistig nicht in die Norm der Gemeinschaft Passende konnte nicht teilnehmen an den Spielen, der Jagd, der Schule und den Vergnügungen. In der Öffentlichkeit blieb er die Zielscheibe von Spott und Verachtung. Seine Ausgrenzung führte für die Familie, die nicht nur für seinen Unterhalt, sondern häufig auch für die von ihm angerichteten Schäden an fremden Gütern und Leben aufkommen musste, zu wachsenden Belastungen. So finden wir im Sachsenspiegel, der um 1220–1231 erfolgten privaten Aufzeichnung des Schöffen Eike von Repgow, die Rechtsauffassung:

„Ein Geisteskranker kann sich nicht strafbar machen. Ein mit Schellen und Glocken herausgeputzter Geisteskranker verletzt mit einem hammerähnlichen Gegenstand einen anderen am Kopf. Für den angerichteten Schaden haftet der Vormund, hier zahlt er dem Ritter Schaden."
(Sachsenspiegel, Schild 1980)

Oder allgemein:

„Ubir rechte thoren unde sinnelosen man en sal man ouch nicht richten."
(Sachsenspiegel, Schild 1980)

Bereits hier wird deutlich, dass Familienangehörige von Schwachsinnigen und noch mehr natürlich Fremde, die nicht mit dem Kranken verwandt waren, das Amt des Vormunds energisch ablehnten.

Narren

Am Beginn der Neuzeit tritt auch der Schwachsinnige aus dem Kreis der Anonymität heraus. Er ist nicht länger und ausschließlich ein Typus, sondern nunmehr als Persönlichkeit Gegenstand der Beschreibung und Abbildung. 1520 ließ sich Matthäus Schwarz, Buchhalter des Kaufmann Jakob Fugger in Augsburg, für ein Gebetbuch vier ganzseitige Miniaturen mit den Porträts von stadtbekannten Augsburger Narren anfertigen und verfasste dazu eigenhändig Charakteristiken der Betreffenden:

„Lauxlin ein narr gwöst im 1521/ Khunt nichts dan lachen und vol biers sein/ Auch frum ein unverstehlich Röd/ ist göstorben Im 1529." (Malke 2001)

Die recht eindeutigen Anzeichen des Schwachsinns treten auch in der Charakteristik des Doni Huri hervor:

„Doni Hur ein Narr 1521
Diser lies sich hart erzirnen so man uber in klopfett, oder wer schrij hurri. oder wer das ain aug zuo hebbet/ wan er an ainem aug presterhafft was/ Er schluog und warff von im/ wer es aber mit ime kunt dess gösöll was er/ mitt seltsam glechter und seltsam unverstentlich aussprechen/ er ging allzeit uber Zwerchstain und brigell und onricht/ was auch gern in der kurchen so er sang oder pfiff was er lecherlich zuo hern." (Malke 2001)

Die beiden anderen Narren, Lencz Weienberger und Contz Schlecklin, gehörten wohl eher zu den Schalcksnarren, jener Zunft, die als Unterhaltungskünstler mit dem Narrentum der Gesellschaft einen Spiegel vorhielten. Die Gestalt des Narren formte sich mit Beginn des 13. Jahrhunderts heraus, erreicht ihren Höhepunkt um 1500 und klingt gegen Ende des 17. Jahrhunderts langsam aus, ohne je ganz aus der bildenden Kunst und Literatur zu verschwinden. In der Moderne wird wieder verstärkt auf diese Figur zurückgegriffen.

Das Mittelalter definiert die Narren als Personen, die durch abweichende Verhaltensformen, körperliche und geistige Defekte, insbesondere aber durch Ignoranz gegenüber der christlichen Heilslehre den herrschenden Ordogedanken nicht entsprechen (Angermann 1993). So wurde auf den ersten Miniaturen im 13. Jahrhunderts die nackte Gestalt mit kahl geschorenem Kopf und mit einer Keule bewaffnet, an den Anfang des Psalm 53 gestellt, der von der Gottesleugnung des Toren spricht. Im Christentum hatte sich die mittelalterliche Furcht vor dem Dämonischen und Triebhaften der Geisteskranken in das Bild menschlicher Hinfälligkeit und Sünde als Mahnung zu Demut und Gottesfurcht gewandelt. Eine von der Norm abweichende Gestalt des Menschen ersetzte Dämonen. Geister, Engel und Teufel und führte mit der Torheit des Einzelnen zugleich die Torheit der Gesellschaft allen vor Augen (Könneker 1966).

Die vielfältigen Wandlungen, die die Gestalt des Narren und die ihm zugeordneten Attribute im Laufe des 14.–16. Jahrhunderts erfuhren, hat eine Fülle von kulturgeschichtlichen und philosophischen Interpretationen produziert, auf die hier nicht im Detail eingegangen werden kann. Ab dem frühen 15. Jahrhundert wird die Trennung von natürlichen Narren, also Menschen, die von Geburt oder durch Krankheit mit Abnormitäten, Gebrechen und/ oder geistigen Defekten gekennzeichnet sind und Schalcksnarren, die ihren Witz und Spott im Gewand des kritischen Unterhalters der Gesellschaft vortragen, sichtbar. So werden im Triumphzug des Kaiser Maximilian I., dargestellt zwischen 1512 und 1517 von hervorragenden Künstlern der Zeit wie Hans

Burgkmair (1472–1531), zwei Wagen mit Narren von Pferden gezogen. In einem sitzen die Schalcksnarren Lenntz, Caspar, Meterschy und Dyweynndl angeführt vom bekannten Hofnarren Kunz von der Rosen. Im anderen Wagen die natürlichen Narren Guggeryllus, Gülichisch, Gylyme, Pockh, Hanns Wynnter und Caspar (Malke 2001). Eine klare Abgrenzung zwischen den Schalcksnarren und den natürlichen Narren kann es allerdings kaum geben, da ein krankhafter Gesichtsausdruck oder Deformierungen noch kein sicherer Hinweis auf geistige Behinderungen sein müssen. Die Narrenattribute, die sich im 15. Jahrhundert auf die Narrenkappe mit Schellen, Eselsohren oder Hahnenkamm, die Marotte oder das Narrenzepter mit Spiegel oder Narrenkopf und die zerrissene bunte Gewandung, eingepegelt haben, lassen bei den Hofnarren natürlich nicht auf den Geisteszustand schließen. Sicherer sind da schon zeitgenössische Beschreibungen. So wird Triboulet II., der Narr Franz des I., von Jean Marot, einem Kammerdiener und Geschichtenschreiber charakterisiert:

„Triboulet war ein Narr, ein rechter Eselskopf/ mit dreißig Jahren noch so klug wie am Tage seiner Geburt,/ mit niedriger Stirn, großen Augen und einer wuchtig gebogenen Nase,/ einem langen, platten Bauch und einem krummen Rücken, geeignet zum Draufsitzen./ Er ahmte jeden nach, sang tanzte und predigte,/ und all dies so vergnüglich, dass er niemanden verärgerte. Er starb 1538." (Lever 1983)

Zeitgenossen berichten von regelrechten Zentren der „Narrenaufzucht" bei kinderreichen Familien, so wie es zur Sicherung des Nachwuchses für die Vergnügen der französischen Könige auch Einrichtungen zur Aufzucht von Zwergen gegeben haben soll. Kinder wurden in Eisen gelegt, um ihr Wachstum zu hemmen. Über einen Schwachsinnigen aus einem solchen Irrenhaus berichtet ein Guillaume Bouchet:

„Dieser Diener stammte aus einer Familie und Sippe, in der alle rechtschaffen verrückt und fröhlich waren. Alle, die in dem Geburtshaus dieses Dieners geboren waren, kamen verrückt zur Welt und blieben es ihr Leben lang, auch wenn sie nicht zur Sippe gehörten. Die hohen Herren bezogen ihre Narren aus diesem Haus, und sein Eigentümer zog einen großen Gewinn daraus." (Lever 1983)

Raue Behandlung

Der Schwachsinnige war am Hofe den derben Späßen der Hofgesellschaft ausgeliefert, gegen die er sich mit Worten, Gebärden und gelegentlich auch mit Handgreiflichkeiten zu wehren wusste. Der Schwachsinnige in der Stadt oder auf dem Lande konnte sich gegen die Verspottung und Belästigungen, insbesondere durch Kinder und Jugendliche, nur durch die Flucht, das Verstecken oder eben auch durch Schläge wehren. Von vielen Historikern wird die Keule oder der ihm beigegebene Stab als Waffe gegen die Zudringlichkeiten seiner Mitbürger und deren Kinder gedeutet. Manche Schilderung hebt die Bösartigkeit der Narren gegen Neckerei und Verspottung hervor. Welches Maß an Grausamkeit hierbei oft entwickelt wurde, bleibt im Dunkeln. Die wenigen Aussagen dazu sind erschreckend genug. So wird aus dem Französischen von Berthrand, einem Dorftrottel berichtet, der völlig um den Verstand gebracht wurde, als man ihn elf Tage und Nächte lang am Schlafen hinderte, indem man ihm mit dicken Nadeln ins Hinterteil stach (Lever 1993).

Bei der Behandlung und Unterbringung geistig behinderter Menschen ist für das 15. und 16. Jahrhundert sowohl zwischen der Stadt- und der Landbevölkerung als auch hinsichtlich der Zuordnung von Krankheitsbildern nach dem damaligen Stand der Medizin zu unterscheiden. Für die „harmlosen" Irren, zu denen schwachsinnige Kinder und Heranwachsende ebenso zählten wie Altersdemente und geistig Behinderte durch Verletzungen oder Krankheiten, waren grundsätzlich die Verwandten verantwortlich, bei denen sie wohnten und verpflegt wurden. Zeigte sich das Krankheitsbild derart, dass eine Gefährdung der Öffentlichkeit nicht zu befürchten war, so ließ man sie frei herumlaufen, steckte sie eventuell in ein Narrenkleid. Das Narrenkleid mit der Narrenkappe und die Insignien des Narrentums – Schellen und Marotte – waren Freibrief und Schutzbrief zugleich. Mit Betteln und Sammeln von Almosen waren vor allem die Kinder und die Alten auf die Barmherzigkeit ihrer Mitbürger angewiesen.

Auf Passionsaltären wurden insbesondere in der Ecce-homo-Szene (Verspottung) vereinzelt Schwachsinnige von den mittelalterlichen Meistern dargestellt. Ein Kind auf dem linken Flügel des Aachener Passionsaltars (Kölner Meister um 1505) trägt eindeutig mongoloide Züge (Murken 1971). Aber auch auf Altarbildern im sächsischen Raum sind inmitten der gaffenden Menge, die Christus verspottet, Kinder mit krankhaften Gesichtszügen und Körperhaltungen zu sehen. Die von vielen Künstlern ins psychisch abnorme gesteigerten Gesichtsausdrücke der an der Geißelung und Verspottung beteiligten Knechte sind wohl eher als Zeichen des allgemeinen Umgangs der Menschen mit den Abseitsstehenden und Nichtverstandenen zu werten, denn als Merkmale geistiger Deformationen und psychopathischer Anlagen.

Abschiebung

Bei einer zumeist weniger als 6000 Einwohnern zählenden Stadtbevölkerung – die Reichsstadt Rothenburg o.d. Tauber war um 1400 mit 6000 Einwohnern eine der zehn größten Städte Deutschlands – ist die Anzahl der schwachsinnigen Bürger mit mittlerer und schwerer Behinderung absolut überschaubar gewesen. Die Leichtbehinderten ließen sich in einer Gesellschaft mit einem ohnehin hohen Prozentsatz von Analphabeten und einer Gewerbestruktur mit überwiegend einfachen Arbeitsgängen und -verrichtungen sogar integrieren. Als Knechte und Mägde, Tagelöhner, Erdarbeiter und Lastenträger gehörten sie zur städtischen Armut, deren Anteil während des 15. und 16. Jahrhunderts in einigen Städten wie z. B. Rostock und Stralsund fast 50% der Gesamtbevölkerung betrug. Ein Aufstieg in die handwerkliche Zunftordnung blieb ihnen grundsätzlich verwehrt. Geistig behinderte Waisen von Zunfthandwerkern genossen aber wenigstens die auch den Witwen zustehende Unterstützung der Zunft. Die Bürger mit gemeingefährlichem Irrsinn, Tobsüchtige und Schizophrene sperrte man dagegen zu Hause, in Türmen und Verliesen der Stadtmauer oder in den oft vor den Toren aufgestellten „dordenkisten" (Tollkisten), „unsinnige heiser", „dolhuißgen" oder „hundthuyseren" unter menschenunwürdigen Bedingungen ein. Schwermütige, Depressive und Suizidgefährdete erfuhren zumeist eine menschlichere und sogar psychologische Betreuung, um sie von Selbstmordplänen abzubringen. Bei den Schwachsinnigen ohne Familienbindung waren die Stadtväter natürlich ernsthaft bemüht, sie aus dem Stadtgebiet fernzuhalten bzw. ihre Abschiebung mit rechtlichen und sonstigen Mitteln zu betreiben.

„So hatte Everdt Lauffhanß, ein Weseler Faßbindergeselle, als ein Schwachsinniger im Winter 1610/11 zu St. Revilien im „hundtheußgen geseßen". Am 22. März 1611 ordnete der Rat (der Stadt Köln) seine Freilassung an. Durch die Gewaltdiener wurde er an die Trankgasse geführt und in einen Nachen, das „Narrenschiff", gesetzt, der ihn hinab bis Stommeln bringen sollte. Man gab ihm einen Taler als Zehrgeld und verwarnte ihn, nochmals nach Köln zu kommen, bei Strafe des Loches zu St. Gereon, wo er bei Wasser und Brot sitzen müsse." (Irsigler und Lasotta 1995)

Diese Abschiebepraxis bei Schwachsinnigen und Irren per Schiff (oder auf dem Landwege) ist schon vom Ende des 14. Jahrhunderts belegt. Die Schar der umherziehenden Menschen ohne festen Wohnsitz war am Ende des Mittelalters groß, in einigen Gegenden betrug sie bis zu 30% der Bevölkerung. Die Städte schützten sich mit Mauern und festen Toren nicht nur gegen Feinde, sondern auch gegen diese herumstreunenden Heere. Kamen einzelne von ihnen dennoch in die Stadt, dann wurden sie nach einigen Tagen fortgeschickt oder herausgeprügelt. Nur bei offensichtlich Unzurechnungsfähigen wurde ein Schiffer oder Fuhrmann beauftragt, sie fortzuschaffen. Er brachte sie in den Heimatort – sofern er festzustellen war – oder ließ sie irgendwo stehen, ohne dass sich jemand um ihr weiteres Schicksal kümmerte. Hieronymus Bosch malte „Das Narrenschiff" zwischen 1480 und 1516. Es gibt aber keinen Beweis, dass psychisch Kranke schiffsladungsweise abgeschoben wurden. Für die Zeitgenossen Boschs war ein Schiff voller Narren dennoch etwas Geläufiges. Das Buch des Sebastian Brant mit dem Titel „Narrenschiff" war 1494 in Basel erschienen und entwickelte sich schnell zum Bestseller. Die in diesem Buch beschriebenen Narren und närrischen Verhaltensweisen meinten zwar in erster Linie jene, die gegen Gottes Gebote und die Regeln des Zusammenlebens verstießen, schlossen aber auch die psychisch Kranken ein. Die einen wie die anderen waren unfähig, den geraden Weg zu Gott zu erkennen. Alle Narren waren Sünder. Nur räumte man den Irren unter ihnen eine größere Chance der Vergebung ein. Ein Gedanke, der sich in den Miniaturen zu Psalm 53 seit dem 13. Jahrhundert niederschlug und in den Übersetzungen und Schriften der Reformatoren auch drei Jahrhunderte später zu finden ist.

Verachtete Bauern

Der überwiegende Teil der Bevölkerung lebte noch bis weit in das 19. Jahrhundert hinein auf dem Lande. Entsprechend hoch war die Anzahl der auf dem Lande ihr Dasein fristenden geistig Behinderten. Ihr prozentualer Anteil an der Landbevölkerung lag aller Wahrscheinlichkeit sogar höher als bei den Stadtbewohnern. Schwere körperliche Belastungen der Schwangeren, fehlende fachkundige Hilfe bei Geburtskomplikationen insbesondere in abgelegenen Gegenden und schwer zugänglichen Höfen, aber auch eine Summierung von erblichen Defekten durch Heiraten in begrenzten Familienkreisen und schließlich Mangelernährung und Infektionen bei Schwangeren und Neugeborenen ließen auf manchen Höfen die Zahl der Angehörigen mit körperlichen oder geistigen Behinderungen trotz hoher Sterblichkeit und geminderten Überlebenschancen ansteigen. Diese Belastungen waren von den Familien allein zu tragen, da anders als in der Stadt eine Fürsorgepflicht von Gemeinden oder Lehnsherren nicht bestand und bäuerliche Verbindungen selbst bei freien Bauern die Ausnahme bildeten. Almosen und Nahrung konnten Arme und Behinderte in den ländlichen Gegenden am ehesten von den Klöstern erwarten.

Besonders groß war die Verarmung und Verelendung der Bauern zum Ende des Mittelalters, als sich die wirtschaftlichen Bedingungen durch zunehmenden Druck der weltlichen und kirchlichen Feudalherren und durch Kriege, Missernten sowie Viehseuchen verschlechterten. Bei der Verachtung des Bauern befanden sich Adel wie Bürgertum in seltener Übereinstimmung. In der um 1450 entstandenen Schrift „De nobilitatete et rusticitate" (Vom edlen Stand und von bäurischer Dummheit) zeichnet der Züricher Domherr Felix Hemmerlin das Bild vom Bauern mit den Worten:

„Ein Mensch mit … gekrümmtem und gebuckeltem Rücken, mit schmutzigem verzogenem Antlitz, tölpelhaft dreinschauend wie ein Esel, die Stirn in Runzeln gefurcht mit struppigem Bart, graubuschigem, verfilztem Haar, Triefaugen unter den borstigen Brauen, mit einem mächtigen Kopf; sein unförmiger, rauher, grindiger, dicht behaarter Leib ruht auf ungefügen Gliedern, die spärliche und schmutzige Kleidung läßt seine … tierisch zottige Brust unbedeckt." (Kuczynski 1987)

Bei Dichtern und Schriftgelehrten des Bürgertums fällt das Urteil nicht besser aus. Die Mehrzahl der bekannten und unbekannten Künstler zeichnet Bauern und Bäuerinnen bei ihren Vergnügungen naiv, leidenschaftlich und sinnlich, voller wilder Spontaneität, berauscht von Alkohol in Gewalt und Rauflust ausartend. Dieses verachtende Bild vom Bauern als Narr, Tölpel, Trottel und Außenseiter ohne Verstand wird auch bestimmt durch die im Gemeinwesen integrierten Angehörigen mit geistigen Behinderungen, die bei allgemein niedrigem Bildungsniveau weit weniger auffallen und Zielscheibe des Spottes sind als in der fremden Umgebung der Stadt. Daneben gelangten aber auch einzelne Bauern zu Reichtum. Deren Bild, vom Neid geprägt, weicht zwar vom Typischen ab, ist aber letztlich nicht viel positiver, wenn es Fress- und Putzsucht, schlechte Manieren und Dummheit herausstellt. In der Versorgung von geistig behinderten Familienangehörigen, aber auch im Wegschließen und Einsperren dieser Kranken unterscheiden sie sich kaum von den auf ihren Burgen und Gütern sitzenden Landadligen.

Behandlungsversuche

Die medizinische Behandlung von Geisteskranken hatte sich im christlichen Europa im Übergang vom Mittelalter zur Neuzeit kaum verbessert. Abgesehen von wenigen ärztlichen Schulen wie in Salerno und Mailand baute die Medizin im Allgemeinen auf Aberglauben und volkstümlicher Erfahrung auf, und es spezialisierten sich einzelne Richtungen in der Chirurgie wie andere Handwerker auf Zahnausreißen, Steinherausholen oder Aderlass. Die Behandlung der vom Wahn Befallenen, der Besessenen, der Fallsüchtigen und der Melancholiker war eher Sache der Priester und Mönche als die der Ärzte. Die Befangenheit in Teufelsglauben und Hexenwahn konnten selbst so hervorragende Persönlichkeiten und Ärzte wie Paracelsus (1491–1541) und Johann Weyer (1515–1588) nicht überwinden. Ersterer ordnete in seinem 1597 posthum erschienenem Buch „Von den Krankheiten, die der Vernunft berauben", Epilepsie, Manie, Irrsinn, Veitstanz und Hysterie den Geisteskrankheiten zu und führte diese auf natürliche Ursachen zurück. Zu den „rechten unsinnigen Leut" zählt Paracelsus neben Lunatici (Mondsüchtigen), Vesani (Alkoholiker), Melancholici und Obsessi (Besessene) auch die Insani (Blödsinnigen). Die Insani seien verrückt geboren, entweder weil das Sperma verdorben gewesen sei oder weil der Mond im Mutterleib sie beeinflusst habe. Mit dem Teufel könnten sie nichts zu tun haben, denn wo keine Vernunft sei, habe auch der Teufel sein Recht verloren. In seinem später erschienenen Werk „De lunaticis" finden wir sogar die Aufforderung, Verrücktheit entweder durch Beichte zu vermeiden oder die Kranken zu verbrennen, damit sie nicht ein Werkzeug des Teufels werden (Sudhoff 1923). Mutiger trat dagegen der aus Brabant stammende Johann Weyer gegen die Folterung von Geisteskranken und ihre Bestrafung als Hexen und Teufel auf. In seinem Buch „De praestigiis daemonum" (1563) forderte er, dass Geisteskranke primär von einem Arzt und nicht von einem Priester behandelt werden.

Wenn selbst medizinisch gebildete Gelehrte den Geisteskrankheiten mit Ratlosigkeit begegneten, wird verständlich, dass die Menschen des Mittelalters geistig Behinderten, vor allem wenn ihre Krankheit sich in schwerer Form äußerte, in einer eigenartigen Mischung aus Scheu, Verständnislosigkeit, Neugier und Rohheit gegenüber traten. Sie dienten als Objekt der Volksbelustigung, weckten Furcht und waren Anlass zur Scham, wenn die eigene Familie oder der eigene Verband betroffen war. Heilungschancen versprach man sich durch Wallfahrten, Benedictionen und andere kirchliche Mittel. Im Laufe des 14. und 15. Jahrhunderts bildete sich eine Reihe von Wallfahrtsorten für bestimmte Geisteskrankheiten heraus, zu denen Geisteskranke in der Hoffnung auf Heilung pilgerten oder von ihren Angehörigen gebracht wurden. St. Hubert in den Ardennen war ein solcher, wo man auch Tollwutkranke und Tobsüchtige zu heilen versuchte. Nach der Reichsabtei Kornelimünster im Rheinland pilgerten speziell Epileptiker, deren Schutzheiliger, der Heilige Vitus, natürlich auch in den heimischen Kirchen angerufen wurde. Eine der bekanntesten Wallfahrten führte zum Heiligen Dympna nach Gheel in Belgien. Die Zahl der Pilger soll zeitweilig so groß gewesen sein, dass mit kirchlichen Beschränkungen und Verboten gearbeitet werden musste.

Insgesamt blieb die wirkliche Hilfe für geistig Behinderte auf wenige Pflegegemeinschaften und Klöster wie die der Alexianer, Antoniter und Elisabethinerinnen beschränkt. Städtische Spitäler und Hospize mit speziellen Abteilungen für Geisteskranke finden sich außerhalb des vom Islam beeinflussten Territoriums der iberischen Halbinsel wenige. Eine fromme Stiftung, um 1100 gegründet, nimmt in Metz auch Kranke am Geist auf. Die Stadt Zürich errichtet Ende des 12. Jahrhunderts ein Spital für Arme, in dem auch Behinderte Aufnahme finden. 1479 trat Gerd Sundesbecker in Lübeck mit eigenen Mitteln und Spenden frommer Leute für die „armen affsynigen" ein und errichtete für sie ein eigenes Haus. Von ähnlichen Initiativen wird in dieser Zeit aus Nürnberg und Köln berichtet. Die Umwandlung von Krankenstationen für Leprakranke (Leprosorien) und Klostereinrichtungen in Irrenhäuser lässt sich im 16. Jahrhundert in zahlreichen Städten nachweisen, so für Stuttgart (1589), Lüneburg (1576), Frankfurt (1572) und Lübeck (1602) (Hergemöller 1994).

*„Ihr armen Nackten, wo immer ihr seid,
Die ihr des tückischen Wetters Schläge duldet,
Wie sollt eu´r schirmlos Haupt, hungernder Leib
Der Lumpen offne Blöß´ euch Schutz verleihn'
Vor Stürmen so wie der?"
(William Shakespeare, König Lear III/ 4, Schaller 1960)*

5 Der Schwachsinnige als Bettler und König

Zunehmende Ausgrenzung

Drei äußere Ereignisse haben nach Ansicht von Philippe Ariès die Rolle des Individuums im Übergang zur Neuzeit entscheidend verändert: das Erstarken des Staates und sein zunehmender Eingriff in jenen Sozialzusammenhang, der einst Domäne der Gemeinschaft war, die Alphabetisierung und Verbreitung des Lesens, vor allem durch den Buchdruck, und die neuen Praktiken der Religiosität gerichtet auf Verinnerlichung der Frömmigkeit zur Erforschung des Gewissens (Ariés u. Duby 1990). Der größere Spielraum für den Einzelnen im Streben nach sozialer Anerkennung in einer Gesellschaft der zunehmenden Ungleichheit brachte für die Armen, die Schwachen und die Behinderten eine wachsende Isolierung und Ausgrenzung. In der mittelalterlichen Gesellschaft hing das Leben des Einzelnen von der Solidarität des Kollektivs oder vom schützenden Patron ab.

*„Man besaß nichts, was nicht unter bestimmten Umständen gefährdet war und durch die Bereitschaft zu Unterwerfung und Abhängigkeit gesichert werden musste."
(Johnson 2002)*

Mit der im 16. und 17. Jahrhundert sich vollziehenden Ablösung durch ein „höfisches Regime" und der staatlichen Verantwortung für die Aufrechterhaltung von Recht und Ordnung, Schutz und Sicherheit entstanden zunächst viele Leerräume. Da sich auch die Familien immer stärker vom öffentlichen Raum zurückzogen, verloren die geistig Behinderten ihre sozialen Kontakte nach außen. Wo sie im spätmittelalterlichen Stadtgefüge, zwar mit Spott und Hänselei bedacht, am Leben der Bürger zumindest als Randfiguren teilnahmen, werden sie jetzt oft mit Gewalt in die Isolierung gedrängt. Die langsame aber doch stetige Alphabetisierung und die rasche Verbreitung von Gedrucktem in Form von Büchern, Handzetteln und öffentlichen Bekanntmachungen ließen das Handicap der Schwachsinnigen für die Allgemeinheit deutlicher werden. Sie selbst sind von vielen Handlungen und Tätigkeiten, selbst beim Broterwerb, ausgeschlossen und bleiben auch bei den Vergnügungen und Belustigungen im wahrsten Sinne „draußen".

Nachteilig wirkten sich auch die veränderten Praktiken der Religiosität aus. Die Zeit, da Almosen selbst in allgemeinen Notzeiten ein Überleben sicherten, ist vorbei. Die innere Einkehr, die Gewissensbefragung und die Absolution in der Beichte traten an die Stelle der Buße durch Spenden und Hilfe für die Armen. Der Bibeltext hatte sich mit der Übersetzung aus dem Lateinischen ins Hochdeutsche nicht grundlegend verändert, aber die Interpretation und praktische Handhabung der Sprüche des Evangeliums erfuhr eine Wandlung.

Doch hinzu kamen weitere Ereignisse. Die wirtschaftlichen und politischen Umwälzungen am Beginn des 16. Jahrhunderts hatten in Europa nicht nur die Machtstrukturen verschoben, sondern vor allem das Leben der einfachen Leute verändert. Reformation und Gegenreformation, der einsetzende Zerfall des „Heiligen römischen Reiches", das Erstarken der Feudalfürsten und die Entdeckung der „neuen Welt" brachten in den folgenden zweihundert Jahren zum Teil verheerende Auswirkungen für die Bevölkerung. Die regionalen Unterschiede mögen dabei größer gewesen sein als die territorialen Entfernungen zwischen den Hauptstädten Madrid und Moskau. Aber ausnahmslos treffen die Aufstände und Kriege mit Mord, Brandschatzung und Plünderung, die Missernten und Seuchen mit Hunger, Siechtum und Verfall die unteren Schichten am stärksten und verschlechtern vor allem die Lage der Behinderten. So brachte die Aufhebung der Klöster und der Wegfall der Pfründen und Dienste für die auf dem Lande Lebenden nur eine vorübergehende Erleichterung, denn bald traten neue Dienstherren an die Stelle der alten. Für die auf Almosen angewiesenen Bettler, Kranken und Krüppel fiel aber eine wichtige Anlaufstelle und ein Platz, wo sie wenigstens vorübergehend Obdach und Hilfe erwarten konnten, auf Dauer weg. Die Spitäler als wichtige Institution des Sozialwesens waren auch in den Städten entstanden. Als Allzweck-Einrichtungen für Kranke, Sieche und Alte oder als spezielle Einrichtung für bestimmte Krankheiten (Lepra, Antonius-Feuer, Pest) wurden sie im 15. Jahrhundert noch überwiegend von Mönchs- oder Nonnenorden betrieben. Die ohnehin geringen Kapazitäten – die Stadt Frankfurt am Main mit 8.–10 000 Einwohnern verfügte mit dem Heilig-Geist-Spital über 12–25 Betten, etwas besser war der Versorgungsgrad in Lübeck und Köln – gingen mit der Auflösung dieser Orden und der Säkularisierung von Ordenseinrichtungen oft zurück, da die Bürgerschaften langfristig weder über Mittel noch über entsprechendes Personal verfügten und Stiftungsmittel keine Aufstockung erfuhren.

Die Landesfürsten unterstützten oft nur zögerlich den Aufbau staatlicher Einrichtungen. Eine löbliche Ausnahme bildete Landgraf Philipp der Großmütige von Hessen. 1527 beschloss er die Umwandlung von drei säkularisierten Klöstern und einer Pfarrei zu Armenhospitälern, die als „Hohe Hospitäler" in die Geschichte Hessens eingingen. Karl E. Demandt bezeichnete die Säkularisation in der Festschrift „450 Jahre Psychiatrie in Hessen" als „großes Programm erstmals verwirklichter Fürsorgemaßnahmen für die Armen und Elenden, die Lahmen und Blinden, die Kranken und Krüppel, die Geistesgestörten und Wahnsinnigen" (Nolte 1996). Bereits am Ende des 16. Jahrhunderts hatte sich die ursprünglich auf 100 Pfleglinge ausgerichtete Zahl der Hospitaliten verdoppelt, wobei psychisch Kranke und geistig Behinderte ein Viertel der Insassen ausmachten. Narren und Simple oder Menschen mit blödem Verstand teilten Räumlichkeiten, Mahlzeiten, Arbeitsplätze und Gottesdienste mit den körperlich Kranken, den Krüppeln und den armen Alten. In England führte die Aufhebung der Klöster zum Verlust ihrer Funktion als Arbeitgeber und Fürsorgeinstitution. Sie wurden verkauft, verpachtet und teilweise an die Familien des Hochadels und der Gentry verschenkt, was zu regelrechten Aufständen führte, vor allem im Süden des Landes (Pilgrimage of Grace in den Jahren 1536/37). Immerhin wohnten zu diesen Zeiten 80% der ca. 4 Millionen Einwohner auf dem Lande.

Brutale Härte

In Verbindung mit weiteren Folgen aus der Verarmung von Kleinbauern, der Vertreibung durch die Umstellung von Pflanzen- auf Viehwirtschaft (enclosures) und der nach

Beendigung der Machtkämpfe gegen Ende des 15. Jahrhunderts nicht mehr benötigten Gefolgschaften und Söldner entwickelte sich ein riesiges Heer von Umherziehenden ohne einen festen Wohnsitz. Der Dichter William Shakespeare (1564–1616) war ein bewusster Zeuge dieser Veränderungen. Narren und Außenseiter brachte er in vielen seiner Stücke auf die Bühne, wo sie die gesellschaftlichen Normen auf den Prüfstein stellten und deutlich machten, dass sich Intrigen, Lügen und Verbrechen nur mit Unverstand ertragen lassen (Pokorny 1959).

Mit dem Geld einer 1572 eingeführten Armensteuer wurden während der Regierungszeit von Königin Elisabeth (1558–1603) nach dem Vorbild der Besserungsanstalt Bridewell in London im ganzen Land geschlossene Häuser für Bettler, Invaliden, Huren und Waisen, aber auch für Geisteskranke eingerichtet, wo sie nach dem obligatorischen Auspeitschen durch nützliche Arbeit wieder in die Gesellschaft eingegliedert werden sollten.

„Geisteskrankheit und Arbeitslosigkeit rückten in die Nähe eines Straftatbestandes." (Suerbaum 1989)

Schon Heinrich VIII. (1491–1547) versuchte mit Gesetzgebung und brutaler Härte gegen Landstreicherei und Aufstände vorzugehen. Auch wenn die von Marx/ Engels in der „Deutschen Ideologie" aufgestellte Behauptung von 70 000 gehängten Vagabunden zweifellos zu hoch gegriffen ist, bleibt als Tatsache, dass England in den folgenden Jahrzehnten die härtesten Strafgesetze herausbildete und sie bis weit in das 18. Jahrhundert beibehielt. Sie bedrohten nicht nur Männer und Frauen, sondern sogar Kinder mit dem Tode für Delikte, die in anderen Ländern strafrechtlich kaum verfolgt wurden. Schon der Versuch eines Kaninchendiebstahls konnte zum Galgen führen. Während Frankreichs Strafrecht nur sechs mit dem Tode zu ahndende Verbrechen kannte, stand in England die Todesstrafe auf 232 Delikte. Dabei wurde in der Anwendung der Todesstrafe kein Unterschied zwischen Erwachsenen, Jugendlichen und Kindern gemacht. Die verminderte Schuldfähigkeit wegen geistiger Behinderung wurde nur in seltenen Fällen fachkundig festgestellt. Häufig wurden psychisch Kranke und Schwachsinnige für geringe Vergehen hingerichtet oder jahrelang in den Gefängnissen zusammen mit Dieben, Zuhältern und Prostituierten eingesperrt. Noch um 1750 wurde ein 14-jähriger Knabe wegen Diebstahl zum Tode verurteilt. Die wegen geringer Vergehen an den Pranger gestellten Verurteilten waren den oft grausamen Gewalttaten der Zuschauer ausgesetzt. Diese blieben straffrei, auch wenn ihre Quälereien zum Tode der Delinquenten führten (Arnau 1965).

Spanien

Unter dem arabischen Einfluss herrschte insbesondere in Spanien ein Menschenbild vor, wovon auch geistig und mehrfach Behinderte profitierten. Im Jahre 1409 war die „Casa de Orates" als erste christliche Anstalt zur Unterbringung psychischer Kranker in Valencia gegründet worden. Zahlreiche Zeugnisse belegen den toleranten Umgang mit psychisch Kranken und geistig Behinderten. Dabei kann man nicht außer Acht lassen, dass die Dynastie der spanischen Habsburger selbst zahlreiche Mitglieder in ihren Reihen hatte, die mit psychopathologischen Auffälligkeiten belastet waren. Erstmalig evident traten Erscheinungen bei Johanna der Wahnsinnigen (1479–1555), Gemahlin von Philipp dem Schönen, auf. Bereits ihre Großmutter, Isabella von Portugal, hatte 42 Jahre ihres Lebens lang in geistiger Umnachtung verbracht (1454 bis zu ihrem Tod 1496). Wie bei der Enkeltochter gehen über die Art ihrer Krankheiten die Meinungen der Geschichtsforscher und Mediziner erheblich auseinander. Einig ist man sich jedoch, dass die in späteren Generationen aufgetretenen Belastungen durch inzestuöse Heiraten noch verstärkt wurden.

Von den Thronanwärtern, ihren Krankheiten und Erziehungsproblemen drang wenig in die Öffentlichkeit und in die Geschichtsschreibung. Bei der auch in Herrscherhäusern hohen Kindersterblichkeit erlebten sie oft nicht die Inthronisierung. Ihr natürlicher oder auch gewaltsamer Tod trug nicht selten zur Klärung von Machtpositionen bei oder löste Konflikte und künftige Streitigkeiten erst aus. Mit oder ohne Schiller ist der Infant von Spanien, Don Carlos (1545–1568), dafür die klassische Figur. Das durch Schillers Drama (1787 vollendet) in Deutschland übermittelte Bild des spanischen Infanten und der mit einem Mord endende Vater-Sohn-Konflikt werden in späteren Jahrhunderten von anderen Historikern etwas anders gesehen:

„Er [Philipp] hat einen körperlichen und geistigen Krüppel, einen für seine Reden und Taten nicht verantwortlichen Idioten, einen bereits dem Anfangsstadium der Dementia praecox verfallenen Kranken von der Thronfolge ausgeschlossen, hat seine Gemeingefährlichkeit rechtzeitig unschädlich gemacht, hat verhütet, dass der Keim seiner körperlichen und geistigen Insuffizienz durch Fortpflanzung auf Generationen hinaus sich übertrage und das alles, obschon der unselige Psychopath sein eigenes Kind war.“
(Pfandl 1979)

Mit der Zeugung des Kindes hatten Cousin und Cousine, Philipp der II. und Maria von Portugal, die Enkel von Johanna der Wahnsinnigen, die erblich bedingten Verfallserscheinungen zur vollen Entfaltung gebracht. Auch über Karl II., den letzten Habsburger auf dem spanischen Thron, gehen die Urteile der Historiker weit auseinander. Porträts zeitgenössischer Maler, die eher noch Forderungen nach einem „geschönten“ Bild nachkamen, Berichte von Diplomaten und Standesgenossen lassen darauf schließen, dass dieser König, selbst geistig minderbemittelt, auf dem Thron dahin starb, während auch die Monarchie im Sterben lag.

Inquisition und Hexenprozesse

Das Wüten der Inquisition in Spanien, dem Zehntausende von Andersgläubigen (Juden, Moslems) und vom rechten Weg abgewichene Christen zum Opfer fielen, hat die geistig Behinderten kaum tangiert. Das wird teilweise verständlich, wenn man die zweifelsohne vorhandene Bildung und Intelligenz der Inquisitoren und die Zielrichtung der Tribunale berücksichtigt, die in der Verurteilung von Schwachsinnigen kein gottgefälliges Werk sehen konnten. Im Gegensatz zu anderen europäischen Ländern und Amerika, in denen die Hexenjagd und Teufelsaustreibung mehr Menschenleben erforderte als die Inquisition, hatte die Verdammung jeder Astrologie, Magie und Dämonologie durch die von Sixtus V. (1521–1590) im Jahr 1585 erlassene Bulle „Coeli et terrae“ in Spanien zu energischen Maßnahmen geführt. Weltliche Gerichte griffen dabei allerorten erbarmungsloser durch als die kirchlichen.

„Die vom Tribunal verhängten Strafen, die von der einfachen Rüge und dem Abschwören bis zur Auspeitschung und Verbannung reichten, bestätigen das und zeigen, dass die

Inquisitoren bereit waren, auf volkstümliche Irrtümer milde zu reagieren, solange dabei nicht eindeutig ketzerische Vorstellungen im Spiele waren.“ (Kamen 1969)

Viel eher wurden Schwachsinnige als Zeugen im Verfahren missbraucht. Da die Gerichte trotz vieler Proteste nicht befugt und willens waren, die Zeugen zu benennen, war die ohne Hemmung oder Skrupel vorgetragene belastende Aussage eines Schwachkopfes jederzeit willkommen, vor allem dann, wenn man durch Einschüchterung und Versprechen auch auf ein gewisses Stillschweigen nach dem Verhör rechnen konnte. Plauderte der Zeuge mangels besseren Verstandes trotzdem etwas in der Öffentlichkeit aus, war es ein Leichtes, mit Hinweis auf seinen Geisteszustand die Angelegenheit abzuwickeln.

Ungleich schrecklicher wütete während des 16. und 17. Jahrhunderts in Europa und auch in Amerika die Hexenjagd, wo hunderttausende schuldlose Menschen vor allem in bäuerlichen Gebieten den Tod fanden. Magie, Zauberei und Hexenkünste hatte es von jeher, lange vor dem Christentum, gegeben. Erst 1484 erließ Papst Innocenz VIII. die Bulle „Summis desiderantes affectibus“, worin zum ersten Mal festgestellt wurde, dass Zauberei eine Krankheit am Körper des christlichen Europa sei, die ausgemerzt werden müsse. Die von den beiden Dominikanermönchen Heinrich Kramer und Jakob Sprenger 1489 in ihrem Handbuch zur Bekämpfung der Hexerei „Malleus Maleficarum“ (bekannt als „Hexenhammer“) aufgestellten Behauptungen von durch die Luft fliegenden Hexen, die sich mit Teufeln paaren, Kinder verzehren, Stürme entfesseln und Vieh krank machen, führten zu einer Irreführung der unwissenden Gläubigen und zum Missbrauch durch Wissende, die im Glauben befangen waren (Kamen 1969). Missgestaltete körperlich und geistig Behinderte, die durch ihr Aussehen, ihre Gesten und Bewegungen Aufmerksamkeit und Abscheu hervorriefen, gerieten schnell in die Gefahr als Wesen der Hölle und Abkömmlinge des Teufels abgeurteilt zu werden.

Betroffen waren davon insbesondere die Frauen. In der frühen Neuzeit stieg die Zahl der allein stehenden Frauen erheblich an. Viele fristeten als Witwen mit einem niedrigen Sozialstatus und als Analphabetinnen ein kümmerliches Dasein. Die Auflösung der Nonnenklöster und eine durch Kriege, Aufstände und Verfolgung reduzierte Anzahl von Männern führten dazu, dass auch der Prozentsatz unverheirateter Frauen zunahm. Der Vorwurf der Hexerei traf besonders ältere Frauen mit senilen Auffälligkeiten, exzentrischem und unsozialem Verhalten. Auch wegen ihres unkonventionellen Auftretens zu Unrecht als geisteskrank Eingestufte, die ihre Nachbarn und die Obrigkeit beunruhigten oder ängstigten, wurden verfolgt und hingerichtet.

„Indem man die Hexen tötete, nahmen die Dorfbewohner ebenfalls Rache für die magisch bewirkten Übel, von denen sie und ihre Lieben befallen waren, womit man gleichzeitig bekräftigte, dass tatsächlich Hexerei die Quelle ihres Unglücks gewesen war.“
(Villari et al. 1999)

Häufig unterschätzt wird die Anzahl der wegen Teufelswerk als Dämonen, Hexer und Hexenmeister angeklagten Männer. Böse Blicke, Geilheit und Unzucht, Besessenheit und Kontakt mit dem Teufel wurden bei geistig Behinderten natürlich viel häufiger gefunden als bei „normalen“ Vertretern des männlichen Geschlechts.

Groß war auch die Angst der Schwangeren vor der Geburt eines abnormalen Kindes, eines „Monstrums“. Für die Geburt eines geistig oder körperlich Behinderten kamen nach Volkes Meinung mehrere Gründe in Frage: Das Paar hatte vor Gott gesündigt, wodurch beide Eltern für die Missbildung des Kindes verantwortlich waren. Der zweite

Grund lag in den Erlebnissen der Frau während der Schwangerschaft. Ihre „krankhafte" Phantasie konnte dem Fötus irreparablen Schaden zufügen (Hufton 1998). Aber nicht nur der Anblick von Krüppeln, Kretins, Zwergen und Kröten konnte den Schock auslösen, sondern auch der heimliche Umgang mit ihnen. Schließlich war es für den Vater ein Leichtes, das behinderte Kind als Frucht aus dem verbotenen Beischlaf der Mutter mit dem Teufel oder Hexer abzulehnen. Besonders bei deutlichen Zeichen der Behinderung (Mongoloide, Wasserkopf, Klumpfuß), aber auch bei harmlosen Behaarungen und Muttermalen waren Mutter und Kind der Gefahr eines Hexenprozesses ausgesetzt.

Narren

Wie bereits im vorhergehenden Abschnitt ausführlicher dargestellt, erlangten Behinderte als Hofnarren Bekanntheit bei ihren Zeitgenossen und einen traurigen Ruhm für die Nachwelt. Grundlage ihrer Existenz war die Narrenfreiheit. Sowenig man einem Blinden seine Blindheit vorwerfen konnte, sowenig machte man einem Hofnarren seine Torheit zum Vorwurf. Als dieses Amt geschaffen wurde, war das wörtlich gemeint: „Narr" bezeichnete einen geistig Behinderten, und dazu gehörten die ersten Hofnarren im hohen Mittelalter im weitesten Sinne. Zu den sprachlichen Ableitungen siehe Anlage. Bis zur Mitte des 16. Jahrhunderts gewann das Phänomen der Hofnarren ständig an Bedeutung und ebbte erst zum Ende des 18. Jahrhunderts ab. Als regulärer Inhaber eines Hofamtes mit festem Gehalt wird unter der Herrschaft von König Philipp dem Schönen (1286–1313) der Narr Geoffroy erwähnt. Ein Narr mit dem Namen Nicolas bezog in den Jahren von 1363–1371 von seinem Herrn, Herzog Philipp der Kühne von Burgund (1342–1404), ein Gehalt von „drei Groschen täglich". Der sächsische Hofnarr Claus von Rannstedt, dessen Darstellung auf einem Hans Sebald Lautensack zugeschriebenem Gemälde einen schwer gestörten Mann, schielend, stiernackig und mit krampfhaft geschlossenen Lippen zeigt, war ein lebendes Erbstück unter den sächsischen Kurfürsten Ernst (bis 1486) und Albrecht (1486–1500). Nach dreizehn Jahren im Dienste des Erzbischofs von Magdeburg ging er 1513 auf Herzog Friedrich den Weisen über (Malke 2001). Von Peter dem Großen (1672–1725) wird berichtet, dass er zeitweilig ca. hundert Hofnarren um sich geschart haben soll. Aber nicht nur an den europäischen Königshöfen gehörten über mehrere Jahrhunderte hinweg die Narren zum Gefolge, auch auf den Burgen und Schlössern der Adelsfamilien minderen Ranges und selbst bei gutbetuchten Kaufleuten dienten sie zur Belustigung der herrschaftlichen Familien und ihrer Gäste.

Neben den fest angestellten Narren differenzierten sich zeitweise angestellte Narren, umherziehende, unabhängige Spaßmacher – häufig auch als Gruppe, in der sich Einzelne als Musikanten, Akrobaten und Seiltänzer spezialisiert hatten – und die dem ständigen Spott und der Quälerei ausgesetzten Dorftrottel heraus. Zur Personengruppe der (natürlichen) Narren gehörten Leute, die noch als Erwachsene den Bewusstseinsstand von Kleinkindern hatten, weil sie mit Dummheit, Uneinsichtigkeit, intellektueller Beschränktheit oder gar mit irgendeiner Form von Geisteskrankheit geschlagen waren. Nicht nur Komik und Lächerlichkeit, auch Bösartigkeit bei Geistesgestörten und Reizbarkeit verhalfen den bedauernswerten Geschöpfen zu ihrer Rolle und damit oft genug zu einem bescheidenem Einkommen (Mezger 1981). Neben den psychischen Störungen haben sicher auch physische Abnormitäten (Zwergwuchs, Verwachsungen, Klumpfuß und andere Deformationen), die den Krüppel außerhalb der Norm stellten, die Gruppenzuordnung beeinflusst. Maurice Lever dazu:

„Wollte man als königlicher Narr erfolgreich sein, war es jedenfalls mehr wert, einen wirren Geist vorweisen zu können als eine groteske Gestalt. Wem aber die Natur großzügigerweise beides verliehen hatte, dem stand eine brillante Karriere offen. Eine Verkümmerung des Gehirns, die vielleicht durch einen Buckel, einen Wasserkopf, eine starke Kieferanomalie oder wenigstens durch Hinken und Stottern unterstrichen wird, machte den Narren zum Star der Menagerie und zum Gegenstand aller Fürsorge, kurz: zum Stolz seines Besitzers." (Lever 1983)

Aber auch der durchschnittliche Debile konnte sich Anerkennung verdienen, wenn er seine Rolle als Idiot bis zur Perfektion beherrschte.

Gegen Ende des 17. Jahrhunderts nahm am spanischen Hof und bei den Preußen-Königen die Anzahl gebildeter Narren und Schalcksnarren im Vergleich zur Anzahl der „natürlichen" Narren zu. Der spanische Maler Diego Velazquez (1599–1660) malte im Auftrag seines Königs, Philipps II., fünf der am Hof Spaniens angestellten Narren, drei anscheinend vernünftige, zwei Idioten. Francisco Lescano (das Kind von Vallecas) lebte am Hofe von 1634 bis zu seinem Tod 1649. Ludmilla Kagané kommt zu der Feststellung:

„In keinem anderen Bild ist der physische Defekt so krass ausgedrückt wie in diesem Bildnis. Der krankhafte Gesichtsausdruck, die halbgeschlossenen Augen, der offene Mund und der zur Seite geneigte Kopf lassen keinen Zweifel an der Degeneration des Dargestellten." (Kagané 1996)

Kunsthistoriker und Mediziner sind heute durchaus nicht einer Meinung über das Bild der Krankheit. Vom „geborenen Wasserkopf", über die „Schilddrüsenkrankheit" (Brown) bis hin zum „Hydrocephalus internus, möglicherweise auf rachitischer Basis" (Diekmeier) reichen die Ansichten (Justi 1983). Beim Porträt des Juan de Calabazas, gen. Calabacillas, der etwa zur gleichen Zeit dem Hofpersonal angehört wie Francisco Lescano, gehen die Interpreten in Übereinstimmung von einem agilen Debilen aus, der „mit seinem leeren Gelächter ein grausiges Bild des Blödsinns" bietet (Justi 1983).

Die Hofgesellschaften rekrutierten ihre Narren zunehmend aus sozial höheren Schichten. Hässlichkeit und Schwachsinn spielten eine untergeordnete Rolle, die Unterhaltung des Hofes tendierte mehr zum Geistreichen. Die weniger plumpen und derben Späße haben für die Betroffenen aber kaum geringeres Leid bedeutet, wenn man sich vorstellt, dass gebildete und normal veranlagte Persönlichkeiten zum Narren gestempelt und als solche behandelt wurden. Der Professor der Philosophie bei der Königlichen Ritterakademie zu Liegnitz, Friedrich Karl Flögel, beschreibt in seiner 1789 in Liegnitz und Leipzig erschienenen „Geschichte der Narren" mehr als 50 Hofnarren, die an europäischen Fürstenhöfen in verschiedenen Jahrhunderten gehalten wurden, und schmückt ihr Leben mit zahlreichen Anekdoten aus (Flögel 1789). Von Gonella um 1500 am Hof von Ferrara wird berichtet, dem wegen eines vermeintlichen Vergehens von der lustigen Gesellschaft ein Scheinprozess gemacht wird. Zum Tode verurteilt, soll auch seine Hinrichtung ohne Aufschub vorgenommen werden. Der Spaß hat tragische Folgen. Der aufgeregte Hofnarr stirbt noch während der inszenierten Hinrichtung an einem Herzinfarkt. In der um die Mitte des 16. Jahrhunderts verfassten Chronik der Grafen von Zimmern wird u. a. über das üble Spiel der Gesellschaft mit dem Narren Gabriel Magenbuech berichtet. So wurde er bei einer Jagdgesellschaft dazu gebracht, sich in ein Wespennest zu setzen. Als ihm bei einem Essen mit Nägeln gespickte Hühner gereicht wurden, die er im Zorn zu Boden warf, da sie ungenießbar waren, wurde er gezwungen, das verschmutzte Hühnerfleisch zu essen. Aber auch mit anderen Narren, wie Wolf Scherer aus Oberndorf, allgemein Peter „Letzkopf" – der Spottname deutet auf einen Gehirnschaden hin – gerufen, und seinem Nachfolger Petter von Neufern trieben sie ihre derben Späße (Hergemöller 1994). Die häufigen Trinkgelage der höfischen Gesellschaft, bei denen an die Narren besonders hochprozentige Getränke im Übermaß gereicht wurden, um sich an den durch Trunkenheit noch mehr enthemmten hilflosen Gestalten zu ergötzen, führten zu einer regelrechten Berufskrankheit für Narren: Leberzirrhose. Als Beispiele können der als Narr am Dresdner Hof tätige Schustersohn Friedrich Taubmann (1565–1613), aber auch Jakob Paul Gundling am Hof des preußischen Königs Friedrich Wilhelm I. genannt werden. Als Gundling starb, wurde er gegen den Willen des zuständigen Pfarrers in einem Weinfass bestattet und sein Grabkreuz mit dem zynischen Spruch geschmückt:

„Hier liegt in seiner Haut
halb Schwein, halb Mensch, ein Wunderding
In seiner Jugend klug, in seinem Alter toll,
des Morgens wenig Witz, des Abends immer voll.
Bereits ruft Bacchus laut:
Dies teure Kind ist Gundeling...Gundeling hat nun ausgesoffen
und forthin nichts mehr zu hoffen
von dem Wein in diesem Fass.
Auch beim Abschied schmerzt ihn das."
(Primbs 2001)

Im Hofnarren ist das Narrentum gleichsam „institutionalisiert". Er behält jedoch seine Außenseiterrolle, denn er ist aufgrund seiner Funktion nicht in die Adelsgesellschaft integriert. Sein Handeln widerspricht dem Ordnungsschema seiner „normalen" Umwelt, wird aber toleriert, da er den Typus des sich in der Welt fehl verhaltenden Menschen schlechthin darstellt. Damit öffnet er das Tor zu allen Überspanntheiten. Sein Schauspiel des Wahnsinns ist Spiegel für die anderen und zugleich Zielscheibe des Spotts, mit dem man sich von diesem Anderssein distanziert (Deufert 2001). Und so kommt Shakespeare schon vor dem Höhepunkt des Hofnarrentums zu der Feststellung:

„Den Narren spielen, und das geschickt, erfordert ein´gen Witz: Die Launen derer, über die er scherzt, die Zeiten und Personen muss er kennen, und wie der Falk auf jede Feder schießen, die ihm vors Auge kommt. Das ist sein Handwerk, so voll Arbeit als des Weisen Kunst, denn Torheit weislich angebracht, ist Witz, doch wozu ist des Weisen Torheit nütz?" (Shakespeare, Was ihr wollt, III./1, Schaller 1960)

Hier ist nicht mehr vom natürlichen Narren die Rede, den seine geistige Behinderung zum Hofamt geeignet erscheinen ließ. Die Zunft der Schalcksnarren, die den Zeichen der Zeit folgend, sich mit Verstand anpasste und in den verschiedenen Figuren (Harlekin, Till Eulenspiegel, Kasper, Clown) ihre Kritik an der Gesellschaft zur Unterhaltung des einfachen Volkes anbrachte oder zur Belustigung der gehobenen Schichten beitrug, hatte mit den Behinderten und ihrem eingeschränkten Verstehen der Dinge nichts mehr gemein. So trat der Schwachsinnige recht schnell von der Bühne ab und wurde in die Versenkung verbannt.

Niederlande

Der Niedergang der spanischen Habsburger und ihres Weltreiches – Schiller legte im „Don Carlos“ Philipp II. die Worte in den Mund vom „Reich, in dem die Sonne nicht untergeht“, die Historiker nicht unumstritten eher seinem Vater Karl I. zurechnen – verlief ungleich schleppender. Nicht unwesentlich dazu beigetragen haben die Bewohner der nördlichsten Provinz Spaniens mit ihrem Kampf um Unabhängigkeit und Glaubensfreiheit. Trotz der anhaltenden kriegerischen Auseinandersetzungen waren die Niederlande im Übergang zum 16. Jahrhundert eines der am meisten wirtschaftlich und kulturell entwickelten Gebiete Europas. Handel, Gewerbe, Schifffahrt und eine blühende Landwirtschaft machten das Gebiet zwischen Groningen und Gent zu einem Zentrum der fortschrittlichen bürgerlichen Ideologie. Im aufkommenden humanistischen Gedankengut war wenig Platz für die auf das Jenseits verweisende Belohnung des Guten und Bestrafung des Bösen. Kaufmännisches Denken verlangt schnelle Kasse und regelmäßige Bilanzierung. Hier war auch kein Raum für Hofnarren zur Belustigung eines Potentaten und seiner Hofschranzen. Die moralische Belehrung, die sich an das individuelle Gewissen wendet, sollte die Augen öffnen, die Missstände der menschlichen Gesellschaft zu erkennen. Das Böse und Sündhafte wurde nicht an einem klar umrissenen und isolierten Stereotyp festgemacht. Die Narrheit (und Gottlosigkeit) kann jeden aus der Gemeinschaft treffen, sie ist in jedem verborgen, und sie kann überwunden werden. Einfältigkeit, Leichtgläubigkeit, Sündhaftigkeit und Züge des Schwachsinns wurden bei Bruegel, Bosch und später bei Brouwer, Steen, Molenaer und Franz Hals mehr in den Gesichtszügen der in ihren Bildern Handelnden festgemacht, weniger in äußeren, die Narren kennzeichnenden Attributen oder in der Kleidung. Der Gesellschaft den Spiegel vorhalten, das begann in der Kinder- und Schulstube. Umhertobende Kinder, erwachsen wirkende Schüler wie Spukgestalten mit der Mimik von Schwachsinnigen, der direkte Vergleich mit dem Esel, überforderte Schulmeister voller Einfalt: sie lassen erkennen, dass hier kein Schulunterricht für eine Elite von Hochbegabten erteilt wurde. H.P. Chapman kommentiert im Ausstellungskatalog zu Jan Steen (1996/97 Washington und Amsterdam):

„These paintings raised precisely the question as to whether a child´s nature is determined by birth or is a function of education and upbringing."
(Diese Gemälde werfen die Frage auf, ob das Wesen eines Kindes durch Geburt bestimmt wird oder Resultat von Bildung und Erziehung ist.)
(Chapman 1996)

Das törichte Tun setzte sich bei den Erwachsenen fort und hielt bis zur Stunde ihres Todes an. Dabei waren es überwiegend die Typen der Bauern, die bei lockeren Festen (Kirmes, Hochzeit) und Wirtshausaufenthalten wegen ihres närrischen Verhaltens den Spott der Städter auslösen und im Bild „vorgeführt“ werden. Mit Vorliebe wurden darin die „Närrischen“ in der Menge platziert.

Die dörfliche Gemeinschaft hat die Behinderten offensichtlich ohne große Vorbehalte integriert und toleriert. Mit Arbeitsverrichtungen und Handreichungen in der Landwirtschaft und Fischerei, aber auch als Lager- und Hafenarbeiter konnten Debile und leicht Imbezille ihr Brot verdienen. In den Wintermonaten verschlechterte sich ihre Lebenssituation oft dramatisch. Dann konnten sie nur mit Betteln und Hausieren ihr Dasein fristen, falls sie keine familiäre Bindung mehr hatten. Die Solidarität der Verwandten mit Alten, Kranken, Behinderten und Waisen war im Grunde viel tiefer verwurzelt als es Biographien von bedeutenden Zeitgenossen vermuten lassen. Gerade bei den weniger Begüterten, wo es also nicht um Erbmasse und Vermögensvorteile ging, fanden die in ihrem Dasein Bedrohten auch Hilfe bei Geschwistern, Onkeln und Tanten oder Großeltern.

In der Darstellung des krankhaften Narren, also des Schwachsinnigen von Geburt, halten sich die Künstler zurück. Auch in schriftlichen Dokumenten ist wenig über sie zu erfahren. Es ist offenbar die Scheu, die Überschreitung der Grenze vom Unsinn zum Wahnsinn den Mitbürgern vor Augen zu führen. Und wer von den bürgerlichen Auftraggebern hat Vorliebe für ein solches Bild im Alltag, in seiner guten Stube? Zumal er wohl weiß, dass die geistig Schwerbehinderten und die Irren in den Narrentürmen, -häuseln oder -spitälern ihr Dasein fristen. Am Kloveniers Burgwal in Amsterdam war 1562 das erste Doll-Huys errichtet worden, das bereits 1592 erweitert werden musste. Dort lagen

„Hinter der Fassade am Kanal um einen viereckigen Hof zahlreiche ebenerdige Zellen in Reihen nebeneinander. Auf der rechten Seite befanden sich die Wohnungen des Pflegepersonals und die Regentenkammer, auf der linken die Unterkünfte der ärmsten Irren. Im ersten Obergeschoß lagen die komfortableren Behausungen derjenigen Kranken, die die Aufwendungen für ihren Lebensunterhalt mitfinanzieren konnten. Die hintersten Kammern waren als Einzelzellen eingerichtet und dienten zwölf Tobsüchtigen als Quartier.“ (Hegemöller 1994)

In der zweiten Hälfte des 17. Jahrhunderts vollzog sich nicht nur in Holland der Aufbau einer neuen Sozialordnung mit wachsender Arbeitsteilung und Verlagerung der Arbeit in außerhäusliche Bereiche. Damit verbunden war die Abgrenzung der Individuen voneinander, die Verweigerung einer Kundgabe seelischer Vorgänge und die Aufrichtung kommunikativer Schranken.

Klassifizierungen

Die gewaltigen Fortschritte auf dem Gebiet der Natur- und Geisteswissenschaften erfassten auch die Medizin, insbesondere auf dem Gebiet der Anatomie und Physiologie. Das Dunkel über den Geisteskrankheiten lichtete sich jedoch kaum. Beobachtend und beschreibend kommt Felix Platter aus Basel (1536–1614) dem Wesen der psychischen Störungen näher. In der ersten Klassifikation psychischer Erkrankungen stand bei ihm auch die Gruppe der intellektuellen Störungen (mentis imbecillitas). Ferner grenzte er geistige Stumpfheit (hebetudo mentis) von der Trägheit der Geistesanlagen (tarditas ingenti) ab. Paulus Zachias (1584–1659) bezeichnet die Entstellung der psychischen Tätigkeit als Delirium (Wahnsinn) und ihren Verlust als Insania (Blödheit).

Georg Ernst Stahl (1660–1734) unterscheidet bei den Geisteskrankheiten idiopathische Formen mit nichtkörperlichen Ursachen und „sympathetische“ in Begleitung von anderen körperlichen Krankheiten (Schipkowensky 1962, Baer 1998).

„Liberté, égalite, fraternité."
(„Freiheit, Gleichheit, Brüderlichkeit.")
(Aus der „Erklärung der Rechte des Menschen und der Bürger" vom 26.08.1789)

6 Die Aufklärung und die Menschenrechte auch für die Schwachsinnigen?

Diskrepanzen

Das 18. Jahrhundert rückte den Menschen in den Mittelpunkt der Weltanschauung. Es war „durchdrungen von dem Glauben an die Einheit und die Unwandelbarkeit der Vernunft" (Kuczynski 1987). Die verheerenden Folgen des Dreißigjährigen Krieges waren allmählich überwunden. Nicht nur in England und Holland wuchs die Wirtschaft, erweiterte sich das Weltbild und das Territorium um Besitzungen in Übersee und Asien, auch in Westeuropa, Deutschland und Österreich erholte sich die Bevölkerung, wurde das Bürgertum stärker, griffen neue Ideen um sich. Das Zeitalter der Aufklärung hatte begonnen. Die Grande Encyclopédie von Diderot (1713–1798) und d´Alembert (1717–1783) definiert den Menschen als mit Naturrechten ausgestattetes Geschöpf, das durch die eigenen Interessen zur Vervollkommnung seines Ich gelenkt wird und damit zur Harmonisierung des Gemeinwesens beiträgt. Die überkommenen Staatsformen wurden durch Jean-Jacques Rousseau (1712–1778) im „Gesellschaftsvertrag" in Frage gestellt. Die Reichtum produzierenden Tätigkeiten erhielten in den Sozialutopien eine neue Richtung und wandelten sich in der Praxis von der Manufaktur zur Industriefertigung. In der Medizin und den Naturwissenschaften gewannen neue Erkenntnisse für die Verbesserung der Gesundheit und der Lebensbedingungen an Einfluss. Immanuel Kant (1724–1804) schrieb zum Begriff der Aufklärung:

„Aufklärung ist der Ausgang des Menschen aus seiner selbstverschuldeten Unmündigkeit. Unmündigkeit ist das Unvermögen, sich seines Verstandes ohne Leitung eines anderen zu bedienen. Selbstverschuldet ist diese Unmündigkeit, wenn die Ursachen derselben nicht am Mangel des Verstandes, sondern der Entschließung und des Mutes liegt, sich seiner ohne Leitung eines anderen zu bedienen. Sapere aude! Habe Mut dich deines eigenen Verstandes zu bedienen!" (Kant 1922)

Seine weiterführende Forderung, alle Menschen sollen aufgeklärt sein und Mut zum Denken haben, stieß aber an die Grenzen der gesellschaftlichen Wirklichkeit. Noch lebten mehr als zwei Drittel der Bevölkerung Europas unter teilweise entwürdigenden Lebensbedingungen auf dem Lande, von Missernten, Kriegen, Steuern und Feudallasten bedroht. In den Städten zählten bis zu 80% der Einwohner zur Schicht der Armen, die als Dienstboten, Tagelöhner, Hilfsarbeiter in den Manufakturen, Lastträger und Erdarbeiter sich und ihre Familien ernähren mussten. Trotz der steigenden Alphabetisierungsrate in Europa – sie verdoppelte sich in einigen europäischen Staaten vom Ende des 17. Jahrhunderts bis zum Ausgang des 18. Jahrhunderts – können nur ca. 60% der Männer und etwas mehr als 40% der Frauen lesen und schreiben. Die Aneignung der

Schrift war in der abendländischen Gesellschaft zwischen dem 16. und 18. Jahrhundert kein kontinuierlicher Prozess. Eine irreversible Alphabetisierung tritt erst im 19. Jahrhundert mit der allgemeinen Schulpflicht ein. Der Einzug der Moderne „bringt auch neue Abhängigkeitsverhältnisse sowie eine Destabilisierung und Krise der althergebrachten Zunftbande mit sich" (Ariés u. Duby 1990).

Für die geistig Behinderten, die Irren und Schwachsinnigen brechen keine besseren Zeiten an. Nicht nur die Kluft zur geistigen Elite wird größer, es wächst auch der Abstand zur Gemeinschaft und, was Immanuel Kant hinsichtlich des Zustandekommens wahrer Reformen befürchtet hatte, es zeichnete sich ab, dass „neue Vorurteile werden, ebenso wohl als die alten, zum Leitbande des gedankenlosen großen Haufens dienen" (Kant 1922). Der „große Haufen", das ist der in der deutschen Aufklärung übliche Ausdruck für die Ungebildeten, für die große Masse der Bevölkerung.

Veränderung sozialen Verhaltens

Veränderungen des sozialen Verhaltens vollzogen sich langsam, mit großen regionalen Unterschieden und oft widersprüchlich und gegenläufig. Unverkennbar ist jedoch der im 17. Jahrhundert einsetzende Trend des Rückzuges aus dem kollektiven Leben in der Öffentlichkeit in die geschützten Räume des Privaten. Damit verbunden war die wachsende Bedeutung von Verhaltensregeln, Beachtung guten Benehmens und Betragens in der Familie und in der Öffentlichkeit.

Was sich mit dem „Lob der Torheit" bei Erasmus von Rotterdam (1466–1536) andeutet und mit seiner 1530 in Basel erschienenen Schrift „De civilitate morum puerilium" fortsetzte, war Signal einer Geisteswende. Während die Narren bei Sebastian Brant (1457–1521) im „Narrenschiff" und bei Thomas Murner (1475–1537) in der „Narrenbeschwörung" noch Sünder aus Unwissenheit sind, die im Zustand geistig sittlicher Verwirrung handeln, ihr Ziel verfehlen, weil ihre Erkenntnis und Urteilskraft verdunkelt ist, durch Selbsterkenntnis aber gegen das Verderben angehen können, geht es nun um Entlarvung des Ungeistes, um Erziehung und Umerziehung. Was ursprünglich nur für einen kleinen Kreis Auserwählter galt und von denen angestrebt wurde, die „dazu gehören" wollten, wird zunehmend als soziale Norm für alle aufgestellt. Das sind gute Manieren in der Gesellschaft (in der Kirche, bei Tisch, beim Spiel, beim Zusammentreffen mit anderen Menschen) und in der Familie (Sprache, Gesten, Körperhaltung). Sie werden zur Richtschnur für die Kindererziehung und zum allgemeinen Verhaltenskonsens für die Erwachsenen. Der Schwachsinnige als Kind, Erwachsener oder Greis fällt durch sein abweichendes Benehmen, sein Anderssein immer stärker aus dem gesellschaftlichen Rahmen. Dazu fanden die Körpersignale zunehmende Beachtung, von denen schon Erasmus schrieb:

„Ein wilder Blick zeugt von Gewalttätigkeit, der zudringliche Blick ist der des Frechen, der flackernde unstete Blick der des Irren. Der Blick sei nicht scheel, denn das ist ein Zeichen von Tücke, wie bei einem, der Böses sinnt. Das Auge sei nicht so weit aufgerissen, denn es ist ein Zeichen von Stupidität."(Ravel 1990)

Die Physiognomik als die „Fertigkeit, aus der Form und Beschaffenheit der äußeren Teile des menschlichen Körpers, hauptsächlich des Gesichts, die Beschaffenheit des Geistes und des Herzens zu finden" verbreitet sich in der Gesellschaft und wird von Georg Christoph Lichtenberg (1742–1799) in seiner Satire „Über Physiognomik" aufs Korn genommen (Lichtenberg 1963).

Für die Schwachsinnigen und ihre Familien bedeutete die im 18. Jahrhundert weit verbreitete Meinung von den Zusammenhängen zwischen Körperhaltung, Gesichts- und Schädelformen mit dem Geisteszustand der Kranken ein zusätzliches Martyrium. Die Vorurteile konnten dabei auch Menschen treffen, die mit völlig klaren Verstandeskräften ausgestattet, durch Geburt oder Krankheit die körperlichen Missbildungen erhalten hatten.

Familienehre

Ein weiterer Begriff gewann an Bedeutung und Einfluss auf die soziale Stellung der Familie. Die Standesehre der höfischen Kreise weitete sich aus zur Familienehre, auch oder gerade in bürgerlichen und bäuerlichen Kreisen. Das Ansehen und der Status in der Gemeinschaft werden nicht nur mit der wirtschaftlichen Grundlage der Familie und ihrer Herkunft verbunden, sondern immer enger mit dem Verhalten der einzelnen Mitglieder im Familienverband. Da werden die Schwächen der Frauen und jungen Mädchen, die Rüpeleien Jugendlicher und die unehrenhaften Verfehlungen bei Geschäften und Geldtransaktionen zu dauerhaften Belastungen und führen zu Ausgrenzungen.

Aber auch Geistesgestörte oder Schwachsinnige stellten ein Problem dar, das mit elterlicher Willkür und übertriebenen Erziehungsmethoden dem Ruf der Familie genauso schaden konnte wie die versuchte Verheimlichung und Verharmlosung der Anwesenheit eines solchen Individuums. Das schwachsinnig geborene Kind, der Verlust des Verstandes durch Krankheit oder im Alter war in den vorangegangenen Jahrhunderten lange als Strafe Gottes angesehen worden und damit eine Mahnung für die Nichtbetroffenen, durch gottgefälliges Leben eine gleiche Belastung für die eigene Familie zu vermeiden. Wenn nicht andere Gründe des Neides, der Rache, der Angst oder Gewalt eine Rolle spielten, konnte die Familie auf Mitleid und Tolerierung ihres Umgangs mit den Kranken rechnen. Die häusliche „Pflege“ war für die als gefährlich angesehenen Kranken aber auch für die Unwilligen und Störrischen, die unnützen kretinhaften Esser und harmlosen Spinner Familienangelegenheit, solange nicht die Sphäre der anderen in der Gemeinschaft verletzt wurde.

Der Horror, der mit der häuslichen Verwahrung für die Kranken verbunden war, ist durch zahlreiche Beispiele belegt. So wird von einem 16-jährigen Jungen aus dem Raum Würzburg berichtet, der um 1790 jahrelang im Schweinestall seines Vaters angekettet gewesen war und den Gebrauch seiner Glieder und seines Verstandes so völlig verlernte, dass er Nahrung nur noch wie ein Tier aus dem Napf lecken konnte. Ein irisches Mitglied des britischen Unterhauses schilderte im Jahre 1817 den Umgang mit erwachsenen Idioten, die bei Anfällen in ein knapp mannshohes Bodenloch gesteckt werden, das gegen das Herausklettern mit einem darüber liegenden Lattengerüst gesichert ist. Hier bleiben sie, notdürftig mit Nahrung versorgt, oft bis sie sterben (Shorter 1999).

Mit dem gesellschaftlichen Wandel, der sich in wachsenden Gemeinwesen mit engerer Verflechtung durch Infrastruktur und Kommunikation zeigte, aber vor allem die Nützlichkeit des Einzelnen für die Gemeinschaft viel stärker in den Vordergrund stellte, sank die Toleranz gegenüber den von der Norm Abweichenden. Die unterstellte falsche Erziehung, der angeblich mangelnde Einfluss auf die Charakterbildung, die im Dunkeln verborgenen Konflikte des Alltags führten nun zwangsläufig zur Isolierung nicht nur des Kranken, sondern der gesamten Familie.

So machte der Zerfall der feudalen Strukturen und der Wandel in den sozialen Gefügen der Familie und Gemeinwesen im 18. Jahrhundert die Schaffung von Einrichtungen zur Unterbringung von Geisteskranken immer dringlicher. Die im ausgehenden 15. Jahrhundert mit den Gründungen von Spitälern und Hospitalen in den Städten geschaffenen Kapazitäten zur Unterbringung von Geisteskranken – meist als abgetrennte Bereiche – reichten nicht mehr aus. Auch in kleineren Städten und ländlichen Regionen wuchs der Druck der Öffentlichkeit und der betroffenen Familien nach mehr Sicherheit vor den von den Norm abweichenden gefährlichen Individuen, worunter natürlich nicht nur die Geisteskranken sondern auch Diebe, Bettler und Vagabunden zu verstehen waren. Dabei stand keineswegs die Idee einer Therapierung zur Diskussion, sondern vordergründig die Verwahrung und beiläufig die Erziehung durch Arbeit.

England

Zu den ältesten Einrichtungen dieser Art zählt das 1247 von Simon Fitz-Mary, Sheriff von London, gegründete Bethlehem Royal Hospital, das unter der Regierung von Heinrich VIII. (1509–1547) in die Verwaltung durch die Stadt London als Hospital für Geisteskranke übergeben wurde. Dabei bildete es zugleich eine Institution zur Unterbringung von auffälligen Personen. Seinen negativen Ruf erhielt Bethlem nicht nur mit dem volkstümlichen Namenswandel in „Bedlam" (Tollhaus) sondern auch durch den brutalen Umgang mit den einsitzenden Kranken. Die von William Hogarth 1733 in seiner Serie „Der Weg eines Liederlichen" illustrierte Szene mit geisteskranken Insassen (Schizophrene, Größenwahnsinnige, Melancholiker und gefesselte Tobsüchtige) trug dazu nicht unwesentlich bei. Die im Bild festgehaltenen zwei Besucherinnen, deren Kleidung und Haltung sie deutlich von den Kranken abhebt, machen auf einen damals üblichen Schaueffekt der Anstalt aufmerksam. Nicht wenige Damen und Herren aus vornehmen Kreisen Londons nutzten die Gelegenheit zu einem Besuch im Bedlam-Hospital, das 1675 aus der Innenstadt nach Moorfields verlegt worden war, um sich für das Eintrittsgeld von wenigen Pence den Gruseleffekt beim Anblick der bedauernswerten Geschöpfe zu verschaffen.

Bereits einige Jahre zuvor hatte der Verfasser des allgemein bekannten „Robinson Crusoe", Daniel Defoe (1660–1731) in einem Essay (Upon Projects von 1697) den Umgang mit den von Geburt an Geisteskranken (naturals) kritisiert:

„Und es ist meiner Meinung nach einer der größten Skandale des mitmenschlichen Verständnisses, wenn man die verspottet, welche Verständnis nötig hätten… Ich frage mich, wie es geschehen konnte, dass in diesem Spital [Bedlam] keine Vorrichtungen vorgesehen sind für Menschen, welche von Geburt an keinen Verstand hatten. Solche behandeln wir in England mit der letzten Verachtung, was, wie ich denke, ein merkwürdiger Irrtum ist; denn obschon sie unnütz sind für die menschliche Gemeinschaft, sind sie dies durch Gottes direkte Fügung und nicht durch eigene vorangegangene Fehler."(Müller 1993)

Edward Shorter nennt für England sieben weitere Asyle oder öffentliche Wohlfahrtseinrichtungen im 18. Jahrhundert, weist aber darauf hin, dass eine wahrscheinlich größere Anzahl von Patienten in Privatanstalten untergebracht waren. Diese von Ärzten oder Geistlichen betriebenen Häuser boten den kranken Menschen, deren Versorgung von ihren Familien als Zumutung empfunden wurde, ausschließlich Verwahrung und niemals Therapie (Shorter 1999).

Ein Gesetz hatte 1722 noch jede Unterstützung für Kranke und Pflegebedürftige zu Hause untersagt. Der arme Kranke – für Reiche galten schon damals andere Regeln –

sollte im Hospital öffentliche Mildtätigkeit erfahren. 1796 modifiziert ein neues Gesetz diese Vorschrift als „unangemessen“, weil sie Personen, die gelegentlicher Hilfe bedürfen, behindert und andere „der der häuslichen Situation inhärenten Stärkung“ beraubt (Foncault 1973). Die Zahlen, über die in den Asylen Untergebrachten schwanken erheblich. Ackerknecht spricht für das Jahr 1828 von 9000 Geisteskranken in den englischen „workhouses“ (Arbeitshäusern) (Ackerknecht 1985). Shorter schreibt, gestützt auf die Quellen der 1826 erstmals durchgeführten nationalen Statistik, von knapp 5000 Geistesgestörten in irgendeiner Art von Asyl, 64% von ihnen in privaten, 36% in öffentlichen Einrichtungen. Bethlem und St. Luke´s kamen zusammen auf 500 Patienten, weitere 53 Geisteskranke saßen in Gefängnissen (Shorter 1999). Bei einer Bevölkerung Englands von ca. 10 Millionen wäre das eine extrem niedrige Quote. Das lässt auf eine hohe Zahl von Geisteskranken in häuslicher Pflege und Verwahrung schließen.

Völlig offen sind die Anteile der Kranken bezüglich ihrer Symptome bzw. Störungen, denn es gab keine Klassifikation der Krankheiten. Es kann jedoch davon ausgegangen werden, dass die Anzahl der in Asylen untergebrachten Schwachsinnigen eher unter ihrem durchschnittlichen Anteil an der Gesamtheit der Geisteskranken lag. Leicht geistig Behinderte ohne Dysmorphiezeichen und mit guter Gesundheit, die nach moderner Klassifikation den Hauptanteil der Behinderten bilden, sind offensichtlich überhaupt nicht als Kranke angesehen worden.

Unheilbare Kranke, wie stark Imbezille, Idioten und Demente wurden in den meisten Einrichtungen nicht aufgenommen, wenn sich noch Familienangehörige fanden. So waren 1782 im St. Luke-Hospital 130 Geisteskranke untergebracht, unter ihnen befand sich kein Imbeziller oder Idiot. Anders als zu Beginn des Jahrhunderts wurde mit der Gilbert´s Act von 1792 die Kontrolle der Einweisungen verstärkt und die häusliche Pflege favorisiert.

Österreich und Deutschland

Für Österreich hatte Kaiser Joseph II. (1741–1790) 1780 mit einer Direktive für das Krankenwesen auch gesetzliche Regelungen zum Schutz von Geisteskranken geschaffen. Der 1781 in Wien errichteten Einrichtung war ein „Narrenturm“ angeschlossen, in dem Patienten des Spitals zur Freude von Erwachsenen und Kindern gegen Entgelt vorgeführt wurden. Diese inhumane Art der Geldbeschaffung für die Einrichtung und für die Bediensteten – im Bedlam sollen sich die Leichtkranken durch Vorführung ihrer Leidensgenossen das Taschengeld aufgebessert haben – stand für die Gesellschaft nicht im Widerspruch zu ihrer Gefühlswelt, ihrer Religion und ihrem Rechtsempfinden.

Auch in Deutschland gehörten Geistesgestörte und extrem Missgebildete mit Makro- oder Mikrozephalie und Mongolismus zum „Personalbestand“ von Schaustellern und Wandertruppen, nicht viel anders als das Kalb mit zwei Köpfen oder das Schaf mit sechs Beinen. Wie in den Zucht- und Ordnungshäusern der deutschen Kleinstaaten waren sie ihren Wärtern, dem Meister und den „normalen“ Mitinsassen schutzlos ausgeliefert. Ihr Verschwinden und Ableben wurde, wenn überhaupt, von den Familien mit Erleichterung aufgenommen.

Ähnlich wie in den englischen „workhouses“ wurden auch in deutschen Zucht- und Arbeitshäusern die arbeitsfähigen Behinderten genauso wie Bettler, Diebe, Prostituierte, Geschlechtskranke und Homosexuelle zur Arbeit herangezogen. Neben der rein wirtschaftlichen Überlegung zur möglichst „kostendeckenden“ Arbeitsweise mit geringen Belastungen der kommunalen Haushalte – die Finanzmittel aus Spenden und

Stiftungen blieben oft unsicher und unterlagen hohen Schwankungen – verband man damit auch ein Erziehungsziel. Wer nicht von sich aus die nötige Einsicht für ein normgerechtes Verhalten aufbrachte, musste durch Arbeit mit wechselndem Grad der Schwere zur Besserung gebracht werden. Für die Schwachsinnigen blieb es wohl der Kreislauf zwischen Arbeiten – Essen – Schlafen. Darüber waren sich auch die Wärter im Klaren. Denn die häufigsten Strafen für die im Allgemeinen harmlosen Schwachsinnigen waren Essens- und Schlafentzug. Für die gefährlichen Irren kamen Prügel, Isolierung, Kälte und Kettenhaft hinzu. Johann Reil, Ordinarius für Medizin in Halle schrieb über die Internierungsmethoden in Deutschland am Ende des 18. Jahrhunderts:

„Wir sperren diese unglücklichen Geschöpfe gleich Verbrechern in Tollkoben, ausgestorbene Gefängnisse, neben den Schlupflöchern der Eulen in öde Klüfte über den Stadttoren oder in die feuchten Kellergeschosse der Zuchthäuser ein, wohin nie ein mitleidiger Blick des Menschenfreundes dringt, und lassen sie, angeschmiedet an Ketten, in ihrem eigenen Unrat verfaulen." (Laehr 1852)

Es gab daneben jedoch auch christlich orientierte Einrichtungen, katholische und protestantische, die sich der Armen, Witwen und Waisen sowie Kranken in karitativem Bemühen annahmen und in denen Pflege und Barmherzigkeit oberstes Gebot waren. Vorläufer, wie die „Barmherzigen Brüder" des Juan Ciudad im Spanien des 16. Jahrhunderts, das Pflegehaus für Geisteskranke, das der Mailänder Erzbischof Carlo Borromeo errichtete und die Initiativen des Vincent de Paul in Frankreich fanden Nachfolger in der Ökumenischen Diakonie.

Der in Lübeck geborene August Hermann Francke (1663–1727) gründete 1695 in Halle mit geringen Mitteln eine Waisen- und Erziehungsanstalt, die sich schnell vergrößert und bis in die Gegenwart hinein ihre soziale Aufgabe wahrnimmt. Der sächsische Hofrat Graf Nikolaus Ludwig von Zinsendorf (1700–1760) führte mit mährischen Exilanten die Brüdergemeinde der Herrnhuter auf der Grundlage einer Ordnung, die Fleiß, Strebsamkeit und Rechtschaffenheit mit Barmherzigkeit verbindet. So heißt es im § 6:

„Ein jeder Einwohner soll arbeiten und sein eigen Brot essen. Wer aber alters-, krankheits- oder unvermögens wegen nicht kann, den soll die Gemeinde ernähren."

Und in anderen Paragraphen:

„An vom Wahnsinn Befallenen soll Gottes Barmherzigkeit bewiesen werden. Witwen und Waisen sind vor Gläubigern zu schützen."

Die Krankenpflege war sorgsam geregelt (Vonhoff 1987). Auch Joh. Heinrich Pestalozzi (1746–1827) mit seinen – mehrfach gescheiterten – Einrichtungen zur Erziehung und Versorgung von Waisen- und Armenkindern und den Schriften zur Hebung der ärmeren Schichten durch Bildung und Entwicklung von Lernmethoden zur Förderung des kindlichen Geistes gehört hier eingeordnet.

Russland

Mit zeitlichem Verzug gegenüber den anderen europäischen Staaten entwickelt sich auch in Russland ein zentral geleitetes System der Armen- und Irrenversorgung. Achim Thom (1984) schreibt dazu:

„Ohne dass es eine den katholischen Ordensgemeinschaften vergleichbare Tradition der Irrenpflege im Gebiet der orthodoxen Ostkirche gegeben hätte, sind die Gotteswerkspitäler (Bogadelnja Spital) seit der Mitte des 18. Jahrhunderts durch die Zarenregierung zur Aufnahme psychisch Kranker verpflichtet."

1762 ergeht ein Regierungsbefehl, von den Klöstern getrennte Tollhäuser (dollgausyi) zu errichten. 1810 existierten ungefähr 15 solcher Tollhäuser in den russischen Gouvernements. In St. Petersburg entstand 1771 eine Irrenabteilung am Allgemeinen Krankenhaus (Obuchowsches Spital) (Thom 1984). In einer vergleichenden Übersicht zum Stand der Irrenfürsorge in den europäischen Staaten, die Dr. Heinrich Laehr im Jahre 1852 veröffentlichte, fällt Russland mit einem Verhältnis von 1:21 680 (Irre in Anstalten zur Seelenzahl des Landes) völlig aus dem Rahmen. Für England liegt die Relation bei 1:1381, für Frankreich 1:3314 und für Deutschland bei 1:4056.

Neben der völlig anderen Territorialstruktur und der zu diesem Zeitpunkt noch immer vorherrschenden Leibeigenschaft kann das vom restlichen Abendland abweichende geistige Klima nicht außer Acht gelassen werden. Die „So-Geborenen" und die „Blödsinnigen", aber zugleich auch die „Seligen" und die „Gottgefälligen" genossen beim einfachen Volk ungeachtet ihrer körperlich-geistigen Behinderung eine tiefe Verehrung.

„Ihre Geistesschwäche wurde als eine gottgewollte Fügung bewertet und ihre Blödheit mit einer höheren Weisheit in Verbindung gebracht, was ihnen den Nimbus einer gewissen Heiligkeit verlieh... Gewöhnlich beschützten alle diese armen Idioten, und niemand tat ihnen etwas zuleide. Das alte Russland liebte diese geistigen Krüppel als gottgezeichnete Wesen."

Und während die westeuropäische Christenheit diese Geschöpfe der karitativen Invalidenfürsorge überantwortete, um von ihrem schmerzlichen Anblick verschont zu bleiben, „empfand es das russische Volk keineswegs als abwegig, diesen quälenden, durch Mark und Bein gehenden Kehllauten zuzuhören und, was noch mehr ist, über deren verborgenen Sinngehalt weiter nachzudenken" (Nigg 1993).

Die Vielschichtigkeit der im zaristischen Russland lebenden Völker erfordert eigentlich auch einen Blick über den Ural hinaus. Ackerknecht (1985) verweist in einer ethnologischen Vorbemerkung der überarbeiteten dritten Auflage seiner „Kurzen Geschichte der Psychiatrie" auf die großen Schwierigkeiten bei der Beurteilung von Häufigkeit und Umgang mit Geisteskranken bei den sibirischen Stämmen, wie Kalmücken und Kirgisen.

Frankreich

Im absolutistisch regierten Frankreich war die Unterbringung psychisch Kranker schon früh den Kommunen auferlegt worden. Im Zuge der von König Ludwig XIV.(1638–1715) am Beginn seiner Regierungszeit verfügten Verwaltungsreform sollte ein umfangreiches Programm zur Gründung von Krankenhäusern realisiert werden.

Was in den Provinzen wegen fehlender Mittel nur sehr zögerlich realisiert wurde, führte in Paris zur Gründung zweier großer Hospize für „Kranke, Kriminelle, Obdachlose und Irre“: das Bicêtre für Männer und die Salpêtrière für Frauen. Schon aus der Zweckbestimmung dieser Einrichtungen geht eindeutig hervor, dass es sich um keine Krankenhäuser zur Therapie von Krankheiten handelte, sondern um reine Verwahranstalten zum Wegschließen von Individuen, die die öffentliche Ordnung gefährdeten. Das zeigen einmal die Wege, die hinein führten und zum anderen die Bedingungen und Zustände, die darin herrschten. Neben den ärztlichen Einweisungen von Alten und organisch Kranken gab es Belegungen durch die Amtsphysici. Die auf Lebenszeit eingesetzten Direktoren des Hôpital général in Paris hatten gemäß Edikt von 1656 Entscheidungsgewalt über Bestrafung und Inhaftierung des o. g. Personenkreises in Paris innerhalb und außerhalb des Hôpitals. Wie Kriminelle konnten auch Geistesgestörte und Schwachsinnige ferner durch die „lettres de cachet“ (Haftbrief) in die Verwahrung genommen werden.

Dieses im Vorfeld der Revolution immer heftiger umstrittene Instrument königlicher Willkür wurde natürlich auch von den Familien missbräuchlich genutzt, um die Gesellschaft und ihre eignen Interessen vor Geistesgestörten und Schwachsinnigen zu schützen. War dem Ersuchen um zeitweilige Inhaftierung durch königlichen Erlass erst einmal stattgegeben worden, konnte daraus sehr schnell eine lebenslängliche Einkerkerung werden. In den wenigsten Fällen bemühte sich fachkundiges Ärzte- und Pflegepersonal um die Einsitzenden. Die Visitationen durch einen praktizierenden Arzt oder Amtsarzt beschränkten sich auf wenige Tage oder Stunden in der Woche. Noch herrschte die Ansicht vor: „der Irre ist kein Kranker“. Der Gedanke einer Therapierbarkeit von Geisteskranken entwickelte sich erst allmählich und zunächst auch begrenzt auf wenige Krankheitsbilder. So erlangten nicht nur die beiden Pariser Anstalten traurige Berühmtheit als Häuser des Schreckens, deren Insassen regelmäßig ausgepeitscht, in Ketten gelegt und unter bestürzenden hygienischen Bedingungen verwahrt wurden (Shorter 1999).

Der Franzose Henry Masers de Latude (1725–1805) wurde im Alter von 23 Jahren wegen einer Bagatelle und ohne Verurteilung in die Bastille verschleppt und nach mehreren Fluchtversuchen auch in die Anstalt Charenton als angeblich Geisteskranker verbracht. In seinen Memoiren, 1790 erschienen, schreibt er:

„Die Anstalt ist insbesondere als Aufenthalt für Geisteskranke bestimmt: manche von ihnen sind ständig von Wahnideen erfüllt, in einem Zustand rasender Erregung, und dadurch gefährlich; sie sind in besonderen Kammern eingeschlossen, zuweilen sogar in Ketten gelegt und werden niemals herausgelassen; andere sind nur vorübergehend, zu bestimmten Zeiten solchen Anfällen von Raserei unterworfen und während der ganzen übrigen Zeit im Vollbesitz ihres Verstandes und ihrer Vernunft; dann lässt man ihnen im Hause alle Freiheit und schließt sie nur von dem Augenblick an ein, wo der schlimme Zustand sich bemerkbar macht.“ (Latude 1978)

Im Weiteren schildert er den Anblick der Schizophrenen und das Heulen der Tobsüchtigen. Auch über das Bicêtre, aus dem er dann 1783 entlassen wurde, schreibt er.

Über die genaue Zusammensetzung der Insassen in den Hospizen (hôpitaux généraux), Armenhäusern (dépots de mendicité) und Asylen (hôtels dieux) weiß man relativ wenig. Im Bicêtre befanden sich 1788 245 „Irre“ (inklusive Epileptiker und geistig

Zurückgebliebene). Die Zahl der geisteskranken Frauen im Salpêtrière war zur gleichen Zeit mehr als doppelt so hoch. Der Anteil an der Geisteskranken an der Gesamtzahl der „Einsitzenden" ging aber auch hier nicht über 10% hinaus.

Tabelle 6.1 Vergleich der Hospize (Foucault 1973)

Hospiz	Jahr	Anzahl der Insassen	Anzahl der Geisteskranken
Salpĕtriére	1690	3059	
	1790	6074	ca. 600
Bicĕtre	1700	2000	
	1800	3874	ca. 300

Im Vergleich zur Einwohnerzahl – Frankreich hatte am Ende des 18. Jahrhundert beinahe dreißig Millionen Einwohner – war die Zahl der in öffentlichem Gewahrsam untergebrachten psychisch Kranken gering. Wir können daher wie in England davon ausgehen, dass der größere Teil der leicht und mittelschwer Erkrankten in Privatanstalten untergebracht war oder im Kreis der eigenen Familie mehr oder weniger gut versorgt und verwahrt wurde.

Der führende Irrenarzt des frühen 19. Jahrhunderts, Philipp Pinel (1745–1825), gilt im Allgemeinen als derjenige, der 1793 die Irren im Bicêtre von ihren Ketten befreite. Tatsächliche geschah es jedoch auf Anordnung des Krankenhausdirektors Jean-Baptiste Pussin. Als Pinel 1795 Direktor der Salpêtrière geworden war, sorgte er dafür, dass auch in dieser Anstalt den Frauen die Ketten abgenommen wurden.

Die französische Nationalversammlung hatte mit dem in der „Erklärung der Rechte des Menschen und der Bürger" vom 26.08.1789 fixierten Grundsatz von „Liberté, Égalite, Fraternité" (später als Einleitung der Verfassung von 1791) drei Hauptforderungen der Aufklärungsbewegung umgesetzt: die politische Freiheit im Sinne von Montesquieu, die Gleichheit nach Rousseau und die Umwandlung des christlichen Begriffs der Brüderlichkeit in eine bürgerlich-demokratische Losung, die auch Schiller in seiner Ode an die Freude mit den Worten preist: „Bettler werden Fürstenbrüder." Die im ersten Eifer geforderte Freilassung aller Gefangenen und Geisteskranken wurde aber schnell eingeschränkt. Schließlich befanden sich in den Gefängnissen auch zu Recht verurteilte Mörder und gefährliche Irre. Die Dekrete vom März 1790, mit denen die Erklärung der Menschenrechte ihre direkte Umsetzung erfuhr, legten daher fest:

„Innerhalb von sechs Wochen nach Erlass des Dekrets werden alle in den Schlössern, Ordenshäusern, Zuchthäusern, Polizeianstalten oder anderen beliebigen Gefängnissen durch lettres de chachet oder durch Befehl von Beauftragten der Exekutive gefangen gehaltenen Leute freigelassen, wenn sie nicht verurteilt oder verhaftet sind, unter Anklage eines schweren Verbrechens stehen oder wegen Wahnsinn eingesperrt sind."

Aber auch die Befreiung der harmlosen Schwachsinnigen und geistig Behinderten bereitete in der praktischen Handhabung Probleme.

„Die wegen Demenz festgehaltenen Personen werden innerhalb von drei Monaten von Richtern befragt, von Ärzten untersucht und danach entweder freigelassen oder in für diese Zwecke bestimmten Hospitälern behandelt." (Foucault 1973)

Wo kamen die Ärzte für eine fachkundige Untersuchung her? Wer sollte sich ihrer annehmen? Wo konnten sie untergebracht und versorgt werden? Letztendlich wurden mit Gesetz vom August 1790 die Abgeordneten in den Kommunen für eine einvernehmliche Lösung verantwortlich gemacht. In der Regel sah das Ergebnis so aus, dass Kommissionen den Einzelfall prüften. In den bereits bestehenden Einrichtungen wurden Erleichterungen und menschwürdigere Zustände geschaffen. Ein Jahr später, nämlich im Juli 1791, wurden die bisherigen Anordnungen nochmals bekräftigt und nunmehr die Familien für die Bewachung ihrer irren Familienangehörigen verantwortlich gemacht.

Mit der Aufhebung der „lettres de cachet" und der Bildung von Familiengerichten im Jahre 1790 wurden zivilrechtliche Institutionen etabliert, die Streitigkeiten zwischen Eheleuten und nahen Verwandten, die Rechte des Vaters gegenüber seinen Kindern und den schicklichen Respekt der Kinder ohne öffentliches Ärgernis regeln sollten. Aber erst mit dem „code civil" von 1803 wurden Inhaftierungen – auch die von Schwachsinnigen – auf Familienantrag untersagt, die Rechte des Vaters über seine minderjährigen Kinder und die Autorität des Ehemannes geregelt. Nochmals 35 Jahre später legte 1838 ein Gesetz fest, dass in jedem Département eine Anstalt für Geistesgestörte eingerichtet werden muss.

Amerikanische Kolonien

Der Geist der Aufklärung und der Revolution hatte den Schwachsinnigen kaum eine Verbesserung ihrer Lage gebracht. Auch in den amerikanischen Kolonien war es überwiegend den Familien der Siedler überlassen, sich um die „Verwirrten" zu kümmern. Die Unterbringung von geistesgestörten Patienten blieb auf das Bostoner Armenhaus (1729 gegründet), das Pennsylvania Hospital und das New York Hospital beschränkt. 1773 wurde in Williamsburg die erste psychiatrische Anstalt gegründet.

Glaube an Heilbarkeit

Die Veränderung der Lebensumstände durch soziale, politische und wirtschaftliche Maßnahmen griff auch auf die traditionelle Medizin über. Die im Zuge der Aufklärung übertriebenen Vorstellungen von der Kraft der Vernunft und Unbegrenztheit des menschlichen Fortschritts stießen zwar bei den Ärzten, die mehr Erfahrung im Umgang mit Geisteskranken hatten als der Allgemeinmediziner, auf Skepsis, blieben aber trotzdem nicht ohne Wirkung.

Eine Reihe von Anstaltsärzten begann den Aufenthalt der Geistesgestörten in den Einrichtungen mit einem therapeutischen Programm zu verbinden, an die Heilbarkeit der Erkrankten zu glauben. Einer der ersten war William Batti, Gründer des Londoner St. Luke´s, der 1758 in seinem Werk „Treatise on Madness" erste Aussagen über das Asyl als Behandlungszentrum machte. In dem 1796 von William Tuke gegründeten Privatasyl in York wurde für die geistesgestörten Mitglieder der lokalen Quäker-Gemeinde eine angemessene Pflege gewährleistet.

Auch der Italiener Vincenzio Chiarugi, Direktor des 1788 in eine Irrenanstalt umgewandelten Bonifazio-Asyls in Florenz, hob in seinem 1793/94 veröffentlichten Werk „Über den Irrsinn" ausdrücklich hervor, dass nicht die Absonderung sondern die Heilung der Geistesgestörten die vordringliche Aufgabe sei.

Der über die Zustände in den Anstalten entsetzte Johann Reil forderte die „Medizinergilde" auf, etwas dagegen zu unternehmen, hielt aber daran fest, dass die Pflege der Irren effektiver in einer Anstalt als in einer Familie erfolgen könne. Bei seinem Behandlungssystem unterscheidet er klar zwischen heilbaren und unheilbaren Fällen. Wie andere Kollegen seiner Zeit ordnet er die Schwachsinnigen als wenig aussichtsreich für eine erfolgreiche Therapierung ein und widmet sich wie Pinel oder Esquirol eher den unzähligen gemütsgestörten Patienten zu. Deren zeitweilig lichte Momente deuten zumindest darauf hin, dass eine psychologische Behandlung (institution morale, moral therapy) dazu führen kann, die Fähigkeiten ihres Verstandes zu entwickeln und zu schärfen. Es entstand „die psychische Medizin als Wissenschaft" (Adalbert Kayssler, um 1805), deren Heilmethoden natürlich nicht nur auf Gemüt und Zuspruch gerichtet waren. Anleitung zur Selbstbeherrschung (Ferriar), ein strenger Stundenplan ausgefüllt mit Leibesübungen, Holzhacken, Unterricht und Spielen (Horn), Wärme und Kälte als Gegenreize zum Gehirn (Reil), dosierte Nahrungsaufnahme und andere Einflussnahmen wurden empfohlen und angewandt.

Erklärungsversuche

Ähnlich vielfältig waren die Erklärungsversuche zu den Ursachen der Krankheit. In Deutschland entbrannte zu Beginn des neuen Jahrhunderts ein heftiger Streit zwischen den Psychikern und den Somatikern. Für J. Heinroth (1773–1843), den prominentesten Vertreter der Psychiker, war Geisteskrankheit Seelenkrankheit und das unfreie Handeln (Verlust der Willensfreiheit) war als Strafe Gottes für den Sünder anzusehen. Das Kriterium geistiger Gesundheit war für ihn und eine Reihe anderer romantischer Mediziner wie Windischmann, Leupoldt und Ringseis sittliche Einsicht und Handeln. Einige von ihnen fielen mit ihren Ansichten fast in das Mittelalter zurück und glaubten wieder an Besessenheit und empfahlen Exorzismus. Weitaus nüchterner betrachteten die Somatiker, zu denen neben anderen Friedrich Nasse (1778–1851) und Maximilian Jacobi (1775–1858) gehörten, die Geisteskrankheiten als körperliche Erkrankung mit mehr oder weniger wichtigen seelischen Symptomen (Baer 1998).

In den letzten Jahrzehnten des 18. Jahrhunderts waren Ärzte auf ihren Reisen in und über die Alpen auf eine Häufung von schwachsinnigen Dorfbewohnern in den Hochtälern aufmerksam geworden. Zwar hatte Paracelsus schon früher eine Beschreibung des endemischen Kretinismus geliefert („Alle kropfend Leuth mehr zur Tollheit denn zur Geschicklichkeit bereit sein."), und Felix Platter berichtete von „gewissen Dummen" im Kanton Wallis, die neben der „angeborenen Dummheit" mit „unförmigem Kropf und aufgeschwollener Zunge" einen „garstigen Anblick bieten", doch erst mit der einsetzenden „Reisewelle" in der zweiten Jahrhunderthälfte erregten die Bergbewohner in den Schweizer Alpen in den Provinzen Savoyen und Aosta (Königreich Sardinien) verstärkte Aufmerksamkeit. Dorothea Meyer (1973) verweist in ihrer Abhandlung zur „Erforschung und Therapie der Oligophrenien" in der ersten Hälfte des 19. Jahrhunderts auf zahlreiche zeitgenössische Veröffentlichungen: Albrecht Haller (1708–1777), Beobachtungen über Kretinen im Kanton Waadt, 1772 Michele Vincenzo Malacarne (1744–1816), Abhandlung über den Zusammenhang von Blödsinn und Kropf, Jakob Fidelis Ackermann (1765–1815), Werk über den Kretinismus als höchste Stufe der Rachitis, 1795.

Bald werden auch Untersuchungsergebnisse der Brüder Joseph und Karl Wenzel von Reisen 1792 in das Salzburger Gebirgsland, die Steyermark und Kärnthen („viele Kropfichte mit und ohne Blödsinn") veröffentlicht (1805). August Ernst Iphofen findet schließlich auch im Harz, im Sächsischen Erzgebirge und in der Umgebung von Leipzig solche behinderten Menschen. Er lehnt die Rachitis als Ursache des Kretinismus ab. Maßgeblich sind für ihn weniger die angeborenen Fehler als vielmehr die mangelnde Erziehung und Förderung der Betroffenen. Damit befindet er sich in gewisser Übereinstimmung zu François Emanuel Fodéré (1764–1835), der Atmosphäre und ungünstige Lebensverhältnisse verantwortlich machte.

Erblichkeit, die schon lange aus den Stammbäumen von Familien mit einer Häufung psychischer Erkrankungen abzuleiten war, konnte kaum verborgen bleiben. Besonders bei englischen Ärzten wie William Battie, Haslam u.a. spielten die Überlegungen zu den originären oder primären Ursachen des Irrseins eine Rolle. So im Fallbeispiel von John Haslam in „Observations on Madness and Melancholy":

„Sein Großvater war verrückt, aber es gab keinen Schwachsinn in der Familie seiner Großmutter. Sein Vater war gelegentlich schwermütig und hatte einmal einen Tobsuchtsanfall. Der Bruder seines Vaters starb in geistiger Umnachtung. R.G. hat einen Bruder und fünf Schwestern; sein Bruder wurde nach St. Luke´s eingewiesen und befindet sich immer wieder im Zustand geistiger Verwirrung. Seine Schwestern waren allesamt verrückt; bei den drei Jüngsten trat die Krankheit nach einer Entbindung zutage."
(Shorter 1999)

Auch Pinel und Esquirol beschäftigten sich mit der Erblichkeit – „Des maladies mentales". Bei den an Schwermut leidenden Patienten der Salpêtriére findet Esquirol fast 25% mit erblichen Ursachen und stellt fest:

„Vererbung ist die am weitesten verbreitete aller Ursachen, die einen Menschen zum Irrsinn prädisponieren."
(Shorter 1999)

Die von Geburt an geistig Behinderten und die dementen Alten waren kein geeignetes Feld für die wissenschaftliche Diskussion und noch weniger eine Gruppe von Patienten, bei denen sich spektakuläre Heilungserfolge nachweisen ließen.

In das Denkschema der Psychiater, die der Aufklärung und der einsetzenden Romantik folgend die Gefühle in den Vordergrund stellten, passten diese Kranken nicht. Der Appell an die Zügelung der Leidenschaften und an strikte Einhaltung ethischer Normen musste bei den Schwachsinnigen ohne Echo bleiben.

„Das Prinzip der öffentlichen Anstalt muss sein,
möglichst Vielen die Wohltat der Aufnahme zuzulassen,
um nicht mehr, als nöthig ist,
dem Staat Lasten aufzuerlegen.“
Heinrich Laehr (1852)

7 Die Anstalt als Ort der Verwahrung

Gute Absichten

Wenn für Michel Foucault das Zeitalter der Klassik „die große Gefangenschaft“ für die vom Wahnsinn Befallenen bringt, so sind Zweifel anzumelden. Weder die Anzahl der am Ende des 18. Jahrhunderts in Europa vorhandenen Einrichtungen für die Unterbringung von Geisteskranken noch die allgemeine Akzeptanz in der Gesellschaft und in der Medizin vor der Herausbildung der Psychiatrie rechtfertigen eine solche Schlussfolgerung.

Die zunehmende Entfaltung der Psychiatrie im 19. Jahrhundert wurde einerseits durch humanitäre Grundsätze in Fortführung der Ideen der französischen Revolution geprägt, andererseits basierte sie auf den Fortschritten in Medizin und Biologie und wurde gesellschaftlich durch die zunehmende Erkenntnis der sozialen Gerechtigkeit als stabilisierender Faktor erst ermöglicht.

Eine Welle der Errichtung neuer Anstalten und Umgestaltung bestehender setzte am Anfang des 19. Jahrhunderts ein und erreicht einen Höhepunkt an der Wende zum nächsten Jahrhundert. Edward Shorter (1999) bezeichnet die Entwicklung der Irrenanstalten als „Geschichte von guten Absichten mit schlechten Folgen“ als Beispiel dafür, „wie progressive humanitäre Bestrebungen immer wieder enttäuscht werden.“

Frankreich und Belgien

Die in einem Vorort von Paris gelegene Anstalt Charenton wurde unter Esquirol, der hier seit 1825 als Chefarzt wirkte, zu einer Muster-Einrichtung, die bald auch internationalen Ruf erlangte. Die „sehr zuträglichen Bedingungen für die Behandlung von Irren“(Baruk 1990) kamen natürlich in erster Linie den finanziell von ihren Familien unterstützten Privatpatienten zugute. Aber auch für die nicht zahlenden Patienten waren die weiten Gartenanlagen für Beschäftigung und Entspannung geeignet. Eine wirkliche Ausstrahlung auf die in den 86 Départements befindlichen Anstalten trat jedoch nicht ein. Trotz häufig erneuerter Gesetze unterblieb in den Distrikten die Errichtung öffentlicher Anstalten. Die zumeist heruntergewirtschafteten privaten Irrenanstalten dienten der Verwahrung und boten kaum medizinische Ansätze. Halsringe mit Ketten und Zwangsjacken waren auch nach 1800 noch üblich, und das Einsperren missliebiger Personen in Anstalten blieb auch unter Napoleon gängige Praxis wie das Beispiel des 1803 in Charenton eingelieferten Baron de Sade belegt. Eine 1818 vom französischen Innenministerium angeforderte „Psychiatrie-Enquête“ berichtete von den vorgefundenen Zuständen, von nackten, unterernährten, auf Stroh liegenden Patienten, von kalten, feuchten Verliesen und von willkürlichen Misshandlungen durch Wärter.

Das Gesetz über die Verwaltung der Anstalten von Paris und in den Départements von 1838 regulierte im Wesentlichen die Einweisungsumstände neu und garantierte ein Minimum an staatlicher Fürsorge. Insbesondere die ärmeren Familien auf dem Lande waren an einer Einweisung ihrer behinderten Familienangehörigen in eine Anstalt wenig interessiert. Die neuen zivil- und vermögensrechtlichen Gesetze des Kaiserreichs und der Republik mit Rückgriff auf den im Arbeitsleben oder durch Erbschaft erworbenen Besitz der Dementen und Schwachsinnigen ließen die häusliche Pflege häufig als günstigere Lösung erscheinen. Stärker war der Druck der Öffentlichkeit bei gefährlichen Kranken, bei verwahrlosten Waisen und besitzlosen Witwen, die die Gemeindehaushalte belasteten.

Der seit dem Mittelalter als Wallfahrtsort für Familien psychisch Kranker bekannte kleine Ort Gheel in Belgien entwickelte sich immer mehr zu einem psychiatrischen Versorgungszentrum mit einer neuen Betreuungsform. Anfangs hatten die Pilger bei den Bauern der Umgebung übernachtet. Schließlich begann man, die Kranken bei den Bauern zu lassen, damit sie möglichst nahe bei den Reliquien leben konnten. Neben der Kirche errichtete man Zellen für besonders unruhige Patienten. Die meisten von ihnen aber lebten im Ort bei den Bauern und halfen ihnen bei der Arbeit. Um 1800 waren 600 Geisteskranke, darunter viele Schwachsinnige, dort untergebracht (Luderer 1998).

England

Reformimpulse gelangten vom Kontinent auf die Insel. Anders als in der zentralisierten Verwaltungsbürokratie des französischen Staates hatten im englischen Königreich die sich entwickelnden Industriestädte und -regionen ein stärkeres Interesse an der Sicherung eines potenziellen Reservoirs von Arbeitskräften. Die marktwirtschaftlichen Ideen spiegelten sich nicht nur im hohen Anteil von Privatkliniken, sondern auch im gewissen Wettbewerb zwischen ihren Betreibern wieder. Neben Neugründungen mit neuen Behandlungsmethoden wie die private Irren-Heilanstalt in Clapham (1823), das Wakefield im Westen Yorkshires (1818) und das Middlesex County Lunatic Asylum in London setzten sich in den bestehenden Häusern die neuen Konzepte der „moral therapy", des „moral treatment" William Tukes und das „Non-restraint"-System des Edward Parker Charlesworth durch. Güte und Beschäftigung in einem geregelten Tagesablauf, Milde und Konzilianz konnten das Schicksal der Leidenden zumindest lindern. Davon profitierten auch die Schwachsinnigen, bei denen eine Rückkehr zur Vernunft im Gegensatz zu ihren Leidensgenossen mit anderen Krankheitsbildern nahezu ausgeschlossen wurde.

Der Gedanke, dass eine Anstalt heilende Aufgaben habe und diese mit unterschiedlichen Methoden zu realisieren sind, schloss Gewalt gegen aufsässige Patienten und drastische therapeutische Praktiken natürlich nicht aus. Die Gummizelle, die unterschiedlichen Wasserbehandlungen, Hitze und Kälteschock, Fesselungen und das zeitweilige Anketten waren längst nicht aus dem Kompendium der Ärzte, Pfleger und Wärter gestrichen.

Deutschland

Während in England und Frankreich das kapitalistische Wirtschaftssystem bereits eine erste Konjunktur erlebte und Sozialutopisten wie Robert Owen (1771–1858), Charles

Fourier (1772–1837), Claude Henri Graf Saint-Simon (1760–1825) und Etienne Cabet (1788–1856) sich mit den Vorteilen und Gefahren einer ökonomisch-individuellen Freiheit auf dem gesellschaftlich bestimmten Markt auseinandersetzten, war Deutschland mit seinen 38 Kleinstaaten noch damit beschäftigt, mittelalterliche Binnenzölle und Zunftbindungen aufzuheben. Es war die Zeit der bürgerlichen Salons, des aufkommenden Biedermeier, der einsetzenden Romantik mit der stillen, oft philisterhaften deutschen Häuslichkeit, in der die Achtung der Staatsmacht erste Bürgerpflicht darstellte.

Der für die ökonomische und politische Entwicklung – bis heute – nachteilige Föderalismus mit seinen eigenen Traditionen und Verwaltungsapparaten hatte für die Reformen im Anstaltswesen eine positive Wirkung. Die Verteilung der akademischen Kompetenz auf etwa zwanzig Universitäten und zwei medizinische Hochschulen, das Streben nach staatlicher Anerkennung und Förderung unter Ausnutzung der dynastischen Ambitionen der jeweiligen Landesherren sowie der in der Verwaltungsbürokratie und Gesetzgebung mögliche Vergleich und sogar Erfahrungsaustausch mit dem Ausland brachten die deutsche Psychiatrie in eine Führungsrolle.

Die Kritik an den Zuständen in den Anstalten wurde auch in Deutschland immer lauter. Häufige Kritikpunkte waren die Mischung von Armen-, Siechen-, Zucht- und Irrenhaus unter einem Dach, das für eine Krankenbehandlung ungeschulte Personal und die Überbelegung. Die weit verbreitete Meinung, dass Narrheit übertragbar sei, trübte zusätzlich das Klima in den Anstalten. Von den Medizinern wurde kontrovers über die Trennung von Heil- und Pflegeanstalten bzw. ihre Zusammenlegung gestritten.

Erste Heilanstalten

Preußen ging in dieser politisch schwierigen Zeit beispielhaft voran. Die erste reine Heilanstalt wurde auf Initiative des Ministers Karl August von Hardenberg 1805 in Bayreuth gegründet. Bereits 1801 war mit der Kurmärkischen Irrenanstalt in Neuruppin (auch bekannt unter dem Namen „Laaschens Hof“) die erste Anstalt errichtet worden, die ausschließlich den Irren vorbehalten war. Darüber hatte nach dem von König Friedrich Wilhelm unterzeichneten Reglement, das in 97 Paragraphen genaueste Aufnahme-, Entlassungs- und Verwaltungsvorschriften fixierte, die „General-Landarmen- und Invaliden-Verpflegungs-Direktion“ zu wachen. Für die zur Einbringung in das Irrenhaus nicht geeigneten Kranken waren Sonderregelungen vorgesehen.

„Es sollen dem zu Folge diejenigen, welche ihres Blödsinns wegen, ohne dem Publikum durch unvernünftige und unvorsichtige Handlung lästig zu werden, sich nicht selbst überlassen bleiben dürfen, bey denen jedoch eine allgemeine Aufsicht hinreicht, in das Landarmenhaus des Bezirks, zu welchem sie gehören, aufgenommen werden...“ (§ 30 des o.a. Reglements, Bellini 1984)

Für die bei Privatpersonen «in Sicherheit und Pflege gehaltenen irren Menschen» waren Zuschüsse aus den Ortsarmenkassen vorgesehen.

Die sächsische Regierung hatte noch in der Zeit napoleonischer Herrschaft die Entscheidung getroffen, in den Anstalten die Irren von den Kriminellen zu trennen und das Durcheinander von heilbaren und unheilbaren Irren, Epileptikern, Körperbehinderten, Waisenkindern und Alten zu entflechten. Der zu einer Ausbildung zu Pinell geschickte Arzt Christian August Hayner machte vier Jahre nach seiner Rückkehr 1810 den Vorschlag, die ehemalige Festung Sonnenstein in ein «Clinicum physicum» für die Heilbaren und das Zuchthaus Waldheim in eine Pflegeanstalt für «meine unheilbaren Brüder und Schwestern» umzuwandeln (Schröder 1994).

In Deutschland waren es vor allem die Leiter der in der ersten Hälfte des 19. Jahrhunderts zahlreich gegründeten modernen Anstalten, die ein Aufblühen der Psychiatrie einleiteten. Maximilian Jacobi, Jahrgang 1784, hatte in Edinburgh Medizin studiert, sich im Staatsdienst mit der Reorganisation des bayrischen Sanitätswesens befasst und wurde 1820 nach einer Reise zu acht deutschen Irrenanstalten mit der Planung der Siegburger Anstalt betraut. Carl Friedrich Flemming leitete die Schweriner Anstalt Sachsenberg von der Eröffnung 1830 bis zu seinem Ruhestand 1854. Friedrich Wilhelm Roller war nach dem Medizinstudium bei Autenrieth – dem Arzt Hölderlins – in Tübingen für einige Zeit zu Esquirol nach Paris gegangen und hatte sich in Gesprächen mit anderen psychiatrischen Kapazitäten Deutschlands Vorstellungen für eine ideale Heilanstalt gebildet.

Der 1835 begonnene Bau am Illenbach bei Achern in Baden, später «die Illenau» genannt, wurde 1842 bezugsfertig. Die neue Anstalt, ein wahres Schloss für Irre, erlangte bald wissenschaftlichen Ruhm. Die Lage am Fuße des Schwarzwaldes, die familiäre Atmosphäre, die praktizierte philosophisch-anthropologisch orientierte Psychiatrie und die ausgedehnten Abteilungen für die «Angehörigen höherer Stände» zogen bald das wohlhabende Bürgertum ebenso an wie den internationalen Hochadel. Eine kleinere Anstalt nach französischem Vorbild entstand 1820 in Schleswig. Bekannt wurden auch die Gründungen von A. Zeller in Winnenthal (1834) und von H. Dammerow in Halle (1836) (Faulstich 1993).

Über die Belegungen dieser Anstalten mit Patienten der verschiedenen Geisteskrankheiten liegen nur wenig aussagekräftige Angaben vor. Das ist zum einen damit begründet, dass keine einheitliche Systematik der Krankheiten und zumeist auch keine klare Diagnostik existierte und zum anderen die kameralistisch-fiskalische Bürokratie mit einer ausufernden Statistik noch in den Anfängen lag.

Auch in Deutschland war zumindest in der ersten Hälfte des 19. Jahrhunderts die Zahl der in Anstalten untergebrachten geistig Behinderten im Verhältnis zu denen in häuslicher oder in Familienpflege gering. Die als schizophren, depressiv, tobsüchtig und dement Bezeichneten überwogen in den Anstalten bei weitem die Schwachsinnigen und Idioten. Auffallend ist im Gegensatz zu Frankreich und England die geringe Anzahl von Privatanstalten. Der bereits einmal zitierte Heinrich Laehr gibt in seinem 1852 erschienen Buch «Über Irrsein und Irrenanstalten» ein Verzeichnis der öffentlichen und der privaten Anstalten. Danach standen 85 öffentlichen Irrenanstalten mit 10 800 Kranken nur 20 private mit rd. 400 Patienten gegenüber. Die Mehrzahl der selbstständigen Irrenanstalten – neben solchen mit Strafanstalten, mit anderen Kranken- und Siechenanstalten – waren gemischte Heil- und Pflegeanstalten. Interessant sind seine Ausführungen zu den unterschiedlichen Aufnahmebedingungen in den einzelnen Ländern und Provinzen. In Breslau erfolgte die Einweisung auf Empfehlung des Stadtphysikus, in Frankfurt am Main ging der Einweisung durch die Polizeibehörden das Gutachten eines Physikus voraus. Viel schwieriger waren die Voraussetzungen für eine Einweisung in Erlangen zu erfüllen:

1. Ärztliche Beurkundung und Beschreibung der Geistesstörung
2. Distriktionspolizeiliche Bestätigung der Krankheit
3. Amtliches Zeugnis der Personalverhältnisse
4. Sicherstellung der Kostenübernahme durch Behörden oder Bürgen.

Zögerlich begann am Anfang des 19. Jahrhunderts auch eine besondere Fürsorge für Schwachsinnige. Die erste Schule für Kretinen wurde unter der Leitung des Lehrers Guggenmoos 1816 in Salzburg eröffnet. In jenen Jahren nahmen sich vor allem im südwestdeutschen Raum pietistische Kreise der verwahrlosten und gebrechlichen Kinder an. Im Gefolge der 1820 in Beuggen bei Basel von Christian Heinrich Zeller gegründeten Kinderrettungsanstalt entstanden Anstalten für Blinde, Taubstumme und Verkrüppelte und 1838 die Rettungsanstalt für schwachsinnige Kinder in Wildberg durch Pfarrer Karl Georg Haldenwang.

Noch war die Meinung vorherrschend, dass der Schwachsinn vor allem in der dumpfen Luft der Täler gedeihe und durch Diät, Kuren bei frischer Luft und notfalls auch durch Operationen zu heilen sei. Vertreter dieser Ansicht waren der Schweizer Dr. Guggenbühl, der 1840 die erste Anstalt für Kretinen auf dem Abendberg bei Interlaken errichtete, und der Uracher Oberamtsarzt Dr. Rösch, der mit Unterstützung der Amtskörperschaften und der Universität Tübingen seine Heilanstalt auf einem Berg der Schwäbischen Alb ansiedelte. Diese Anstalt in Mariaberg, heute Einrichtung der evangelischen Diakonie, wurde zur Wirkungsstätte eines Schülers von Dr. Guggenbühl, des Arztes Jacob Heinrich Helferich. Er deckte den Irrtum auf, dass Schwachsinn mit medizinischen Methoden heilbar wäre und stellte fest, dass „diesen Armen nur dann geholfen werden kann, wenn sie die Erziehung, im weitesten Sinne des Wortes, unter Obhut und Pflege nimmt“. Diese Linie verfolgte dann auch der homöopathische Arzt Georg Friedrich Müller mit seiner Anstaltsgründung 1849. Aus der seit 1864 in Stetten im Remstal befindlichen Einrichtung gehen die bis heute bestehenden Heil- und Erziehungsheime als eine frühe Wirkungsstätte der Heilpädagogen hervor.

Die Gründung von Anstalten für „Blöde und Schwachsinnige“, manchmal unter dem freundlichen Namen „Heil- und Pflegeanstalt für schwachsinnige Kinder“ oder noch kürzer „Cretinen-Heilanstalt“ (Eckberg bei Mühldorf am Inn, 1852) häufte sich in den zwei Jahrzehnten 1860–1879. Im Zeitraum von 1840–1859 waren im deutschsprachigen Raum 14 Anstalten eröffnet worden, weitere 27 Anstalten kamen bis 1879 hinzu, und nochmals 15 wurden im vorletzten Dezennium des Jahrhunderts errichtet (Meyer 1973).

Nach Henze (1934) entwickeln sich im 19. Jahrhundert drei unterschiedliche Richtungen der Schwachsinnigenfürsorge:
- die philanthropisch-karitative (=sozialpädagogische) Richtung, in deren Rahmen mit der zweiten Welle der Rettungshausbewegung in den Jahren 1840–1860 "Idiotenanstalten" entstanden
- die schulpädagogische Linie, die wesentlich die Anfänge der Hilfsschulpädagogik beeinflusste
- die medizinische Richtung, die die Schwachsinnigen als geistig krank und ärztlicher Pflege bedürftig ansah.

Mit unterschiedlicher Gewichtung in Theorie und Praxis finden wir diese Linien der Fürsorge und Behandlung von Schwachsinnigen bis in die Gegenwart.

Sozialer Wandel

In der Wirtschaft setzte mit der zweiten Hälfte des 19. Jahrhunderts der Übergang in eine moderne Industriegesellschaft ein. Dampfkraft und Elektrizität als Energiequellen, der Aufbau von verzweigten Verkehrswegen für moderne Transportmittel (Eisenbahn,

Dampfschiffe und schließlich Automobile) und Kommunikation (Telephon- und Funkverbindung) führten zu einem Strukturwandel der ökonomischen und politischen Verhältnisse mit tiefen Einschnitten in die Lebensgewohnheiten aller sozialen Schichten.

Die Urbanisierung, das absolute und relative Anwachsen der städtischen Bevölkerung gegenüber der ländlichen Einwohnerzahl, hatte in England und Frankreich schon in der ersten Hälfte des 19. Jahrhunderts eingesetzt. Nun ergriff sie auch die Länder in der Mitte Europas, insbesondere Deutschland. Von 1830–1870 wuchs die Bevölkerung auf dem Gebiet des Deutschen Reiches von 28,5 auf 41 Millionen Menschen. Lebten und arbeiteten bis 1870 zwei Drittel aller Deutschen in ländlichen Gebieten, so sank die Zahl der in der Landwirtschaft Arbeitenden in den folgenden Jahrzehnten ständig und betrug 1913 nur noch knapp die Hälfte der Arbeiter in Industrie und Bergbau. Im gleichen Zeitraum stieg der Prozentsatz der in Großstädten lebenden Bevölkerung von 5 auf 21%. Mit den großstädtischen Lebensbedingungen verschlechterten sich die Wohnverhältnisse der unteren Schichten. In Berlin, Dresden und Breslau lag der Wohnraum für eine fünfköpfige Familie unter 20 Quadratmeter. Der Wechsel von Selbstversorgung mit Lebensmitteln zu einer Versorgung vom Markt bei nur geringem Familieneinkommen führte zu Unterernährung mit erhöhter Anfälligkeit gegenüber Infektionskrankheiten (Diarrhö, Masern, Tuberkulose), Schwangerschaftsrisiken (Rachitis) und weiterhin hoher Kindersterblichkeit (Beuys 1980). Durch die Eindämmung von Seuchen und Krankheiten (Pocken, Kindbettfieber) sowie durch eine allmähliche Verringerung der Kindersterblichkeit stieg zwar die Lebenserwartung insgesamt von etwas über 30 Jahren zu Beginn des Jahrhunderts auf fast 40 Jahre gegen 1870 und weiter auf 45–48 Jahre bis 1910. Sie lag aber in allen diesen Zeiten für die ärmeren Bevölkerungsschichten deutlich unter der der Wohlhabenden und Gutsituierten. Dazu trugen lange Arbeitszeiten von 14–16 Stunden täglich, schlechte Arbeitsbedingungen und fehlender Unfallschutz bei wachsender Arbeitsintensität, Kinderarbeit und ungenügende medizinische Versorgung wesentlich bei.

Der soziale Wandel hatte auf den Umgang mit den Geisteskranken und Schwachsinnigen großen Einfluss mit Wirkung bis in die Gegenwart. Trotz der zahlreichen Anstaltsbauten in der ersten Hälfte des 19. Jahrhunderts wuchs der Bedarf nach 1850 in allen Ländern sprunghaft an. In England hatte sich die Zahl der Anstaltsinsassen von 1,6 pro 1000 Einwohner im Jahre 1859 auf 3,7 im Jahre 1909 mehr als verdoppelt. Auch in Deutschland und Frankreich stieg die Zahl der zu versorgenden Geisteskranken rapide um das Doppelte bis Dreifache an. Entsprechend wuchs die Überbelegung in den Anstalten, verschlechterte sich die medizinische Versorgung und erhöhte sich der Druck auf die Kommunen, Abhilfe zu schaffen.

1827 waren in England in einer Anstalt durchschnittlich 116 Patienten untergebracht, 1910 waren es 1072. In den 14 Pavillons des Sainte-Anne-Asyls in Paris, das 1867 für 490 Patienten erbaut worden war, vegetierten 1911 1100 Patienten (Shorter 1999). Im Großherzogtum Baden, wo sich die Bevölkerung von 1815 bis 1910 von einer auf zwei Millionen verdoppelt hatte, stieg im gleichen Zeitraum die Zahl der in Landesanstalten und Kliniken aufgenommenen Geisteskranken um mehr als Zehnfache. Die in den 20er Jahren des Jahrhunderts vom Waisen- Kranken-, Toll-, Zucht- und Arbeitshaus in eine psychiatrische Heilanstalt umgewandelte Einrichtung in Pforzheim und die neu errichtete „Illenau“ waren Ende der 50er Jahre jeweils um 500 Patienten überbelegt (Faulstich 1993). Emil Kraeplin (1856–1926), der 1878 seine Stelle als Assistenzarzt im städtischen Irrenhaus von München antrat, fand Verhältnisse vor, die ihm als Mecklenburger fremd waren. Ihm wurde die Männerabteilung unterstellt, wo er 150 schwachsinnige, schmutzige, in ihren eignen Fäkalien liegende, mehr oder weniger aufgelöste Gestalten vorfand. Viele waren zur Arbeit unfähig und lungerten in den Gängen und Höfen herum, wo sie auf und ab rannten, sich die Seele aus dem Leib schrieen, in Kämpfe miteinander verstrickten, mit Steinen warfen und rauchten oder schwatzten (Kraepelin 1903). Ähnliche Zustände wurden auch aus den Irrenanstalten der anderen Länder des Deutschen Reiches berichtet. Wobei festzustellen bleibt, dass um die Jahrhundertwende der Stand der medizinischen Wissenschaft Psychiatrie in Deutschland gegenüber anderen Ländern Europas und Amerikas wesentlich höher eingeschätzt wurde.

Der wachsende Arbeitskräftebedarf der Wirtschaft führte zu einem Rückgriff auf bisher ausgegrenzte Menschenmassen (Frauen und Kinder) und zu differenzierten Kriterien für die Integrierbarkeit der verschiedenen Bildungs-, Alters- und Gesundheitsgruppen in den Produktionsprozess. Es bildeten sich immer stärker spezialisierte Institutionen im Gesundheitswesen heraus, Hans-Walther Schmuhl spricht von einem „Medikalisierungsschub" (Schmuhl 1992). Zur Wiederherstellung der Arbeitskraft wurde z. B. allein in Preußen das Bettenangebot in Allgemeinen Krankenhäusern innerhalb des Zeitraumes von 1877–1911 von 16,5 auf 41,5 Betten je 10 000 Einwohner erhöht. Zur Verwahrung der nicht mehr nutzbaren Alten wurden Altersheime und Alterspensionen für besser Verdienende eingerichtet. Auch die Zahl der Gefängnisse und der Irrenanstalten für die Ausgrenzung der nicht integrierbaren Außenseiter wuchs. Im Deutschen Reich stieg die Anzahl der öffentlichen und privaten Anstalten für Geisteskranke enorm an:

Tabelle 7.**1** Öffentliche und private Anstalten und Insassen in Deutschland um 1900 (Schmuhl 1992)

Jahr	Anzahl Anstalten	Anzahl Insassen
1877	207	31 000
1902	425	105 000
1914	546	240 000

Nicht nur die Anzahl der Geisteskranken schlechthin erhöhte sich. Zunehmend waren Einrichtungen für die Unterbringung unheilbar Kranker, als sog. „Idiotenanstalten" geschaffen worden. Ende des 19. Jahrhunderts existierten in Preußen rund 4000 Betten in 30 Idiotenanstalten (Bilz 1898, Stritter 1902).

„Die Degenerationen sind krankhafte Abweichungen vom normalen menschlichen Typ, sind erblich übertragbar und entwickeln sich progressiv bis zum Untergang.“
Benedict Augustin Morel (1809–1873)

8 Der Schwachsinn bekommt einen Namen

Notwendige Differenzierung

Über die Gründe für die Patientenflut in der zweiten Hälfte des 19. Jahrhunderts wird in der Sozialgeschichte nach wie vor heftig gestritten. Neben der Ansicht, dass vergleichbar dem 18. Jahrhundert, eine Welle der Intoleranz zur Internierung untragbarer Individuen geführt habe, gibt es die Suche nach den Ursachen im sozialen Bereich. Shorter (1999) spricht von zwei Komponenten: einem „Redistributionseffekt“ (Umverteilung) und von einem realen Zuwachs an Geisteskrankheiten. Als Begründung dafür nennt er die Häufung von Fällen der Neurosyphilis, Trinkerpsychosen und Schizophrenie. Zugleich weist er mit Recht darauf hin, dass eine sachliche Suche nach den Ursachen die Differenzierung des Ansteigens nach den verschiedenen Geisteskrankheiten erfordert. „Eine Geschichte der Psychiatrie, die nicht zwischen Demenz, Psychosen und Schwachsinn differenziert, gleicht der Geschichte des Lärms, die das Geräusch eines Computers nicht von dem eines Panzers unterscheidet.“

Im Laufe der Jahrhunderte hatten Mediziner und Philosophen unterschiedliche Klassifikationen der Geisteskrankheiten geliefert, die zumeist von äußeren Erscheinungsbildern und Anzeichen ausgingen. Von den lateinischen Begriffen „stultitia“, „amentia“, „vesania“ bis hin zu Blödsinn, Stumpfsinn, Unsinnigkeit, Idiotismus und Kretinismus liefern die einzelnen Autoren eine reiche Palette und noch in der Gegenwart werden die inzwischen internationalen Klassifikationen ständig erweitert und verfeinert. Die kleine Auswahl zur Nosologie der Geisteskrankheiten und speziell des Schwachsinns im Anhang macht die Schwierigkeiten bei der historischen Einordnung von individuellen Krankheitsbildern und Häufigkeiten von Krankheiten deutlich.

Emil Kraepelin (1903) fasste in seinem erstmals erschienenen Lehrbuch der Psychiatrie die allgemeinen psychischen Entwicklungshemmungen unter dem Begriff „Oligophrenien“ zusammen:

„Die äußerst buntscheckige Gruppe von Krankheitsformen weist nur ein einziges gemeinsames Merkmal auf, die frühzeitige Störung der allgemeinen seelischen Entwicklung, die natürlich regelmäßig durch krankhafte Beeinträchtigungen ihrer körperlichen Grundlagen bedingt wird.“

Hinsichtlich der weiteren Gruppierung der Krankheiten in Idiotie, Imbezillität und Debilität aus dem Vergleich der krankhaften Zustände mit den kindlichen Entwicklungsstufen war er sich durchaus der Problematik bewusst:

„Es bleibt natürlich abzuwarten, wie weit mit dem Fortschreiten unseres Wissens die Auflösung unseres Krankheitsgebietes in einzelne, klinisch einheitliche Bestandteile fortschreiten wird."

Heute wird in Deutschland die frühere Bezeichnung „Schwachsinn" – das ist nichts anderes als die medizinische Bezeichnung Oligophrenie (griech.: oligós = wenig, gering und phren = Gemüt, Sinn, Verstand) – ersetzt durch den Begriff „geistige Behinderung".

Andere Benennungen mit gleicher Bedeutung sind: mentale Retardierung oder auch geistiger Defekt. Auch im angelsächsischen Sprachraum ist die ältere Bezeichnung „feeble-mindedness" kaum noch gebräuchlich. International wird heute zumeist die englische Bezeichnung „mental retardation" (geistiger Rückstand) verwendet. Den Unterscheidungen Debilität, Imbezillität und Idiotie entsprechen in der ICD 10 leichte, mittelgradige, schwere und schwerste Intelligenzminderung.

Tabelle 8.**1** Überblick zur alten und neuen Klassifikation sowie den entsprechenden Prävalenzen

Kategorie	Ausprägung	IQ	Prävalenz	alte Klassifikation
	sehr leicht	70–84		leichte Debilität/ Lernbehinderung
F 70 (80 %)	leicht	50–69	0,4–3,7 %	Debilität
F 71 (12 %)	mittelschwer	35–49	0,28–0,73 %	leichte Imbezillität
F 72 (7 %)	schwer	20–34		schwere Imbezillität
F 73 (1 %)	schwerst	<20		Idiotie

Degenerationshypothese

Um die Mitte des 19. Jahrhunderts kam, von Frankreich ausgehend und gekoppelt mit dem Darwinismus, die Degenerationshypothese auf. Ihr eigentlicher Schöpfer ist der in Wien geborene Sohn französischer Eltern Benedict Augustin Morel (1809–1873). Nachdem er sich fast zwei Jahrzehnte lang mit der Erblichkeit der Geisteskrankheit beschäftigt hatte, führte er in seinem 1857 erschienenen Werk „Traité des Dégénérescenses Physiques, Intéllectuelles et Morales de l´Espèce Humaine" sechs Ursachen der Geisteskrankheit auf:

- Vergiftungen (Malaria, Alkohol, Opium, Kretinismus, produzierender Boden, Epidemien, Nahrungsmittelvergiftungen)
- das soziale Milieu
- krankhaftes Temperament
- moralische Erkrankung

- angeborene oder erworbene Schäden
- Erblichkeit.

Zusammenfassend definierte er:

„Les dégénérations sont des déviations maladives du type normal de l'humanité héréditairement transmissibles, et évoluant progressivement vers la déchéance." („Die Degenerationen sind krankhafte Abweichungen vom normalen menschlichen Typ, sind erblich übertragbar und entwickeln sich progressiv bis zum Untergang.") (Ackerknecht 1985).

Viele Anhänger und Verfechter seines „Gesetzes der Progressivität" fanden sich und ihre Erkenntnisse bestätigt: Die erste Generation einer degenerierten Familie mochte nur nervös sein, die zweite neigte schon dazu neurotisch, die dritte psychotisch zu sein, die vierte war idiotisch und starb aus. Am Anfang des 20. Jahrhunderts machten genauere Kenntnisse von den tatsächlichen Mechanismen der Vererbung der Degenerationstheorie ein vorläufiges Ende bis sie im Dritten Reich mit verhängnisvollen Folgen wieder aufblühte.

Zählungen

Die Anzahl der Schwachsinnigen stieg natürlich mit der Zunahme der Bevölkerung absolut an. Eine allgemein gestiegene Überlebenschance im Kindesalter durch stärkere Beachtung von Hygiene, durch Fortschritte bei der Geburtshilfe und Eindämmung von Kinderkrankheiten betraf auch und vielleicht zu allererst die mit geistigen Behinderungen Geborenen. Kraepelin verweist auf angenommene Zahlen für Deutschland zwischen 100 000–200 000 Imbezille und Idioten aus seinen eigenen Untersuchungen. Andere von ihm genannte Untersuchungen kommen zu wesentlich höheren Zahlen. Als das zuverlässigste Bild vom „geistigen Zustand einer ganzen Bevölkerung" wird von ihm die Zählung von 1907 durch den Schweizer Koller im Kanton Appenzell aufgeführt. Bei 9919 untersuchten schulpflichtigen Kindern fanden sich 427 (4,3 %) geistig Gebrechliche, Schwachsinnige, Epileptiker und Taubstumme zwischen 6–15 Jahren. Von den 427 waren 47 taubstumm, 11 epileptisch und 369 schwachsinnig, also 3,72 % der Untersuchten. Wegen der Sterberate Gebrechlicher und ihrem geringeren Prozentsatz in den höheren Altersklassen wurde eine einfache Hochrechnung auf die Bevölkerungszahl mit Recht als bedenklich abgelehnt. Noch größere Schwankungen lagen in den Untersuchungen zur erblichen Belastung vor. Zwischen Tredgold, der bei einem weit gefassten Begriff in 82,5 % der Fälle Anomalien des Nervensystems in der Aszendenz der Kranken feststellte, über 70 % bei Wildermuth bis zur Appenzeller Zählung, die nur bei 13,5 % der Schwachsinnigen auch schwachsinnige Eltern fand, sind die Differenzen recht hoch (Kraepelin 1903). Ein Anstieg des Anteils der Schwachsinnigen an der Bevölkerung, wie er zu diesem Zeitpunkt von einigen Vertretern der Rassenhygiene und Vererbungslehre bereits als Begründung für eine „Verblödung" der Gesellschaft behauptet wurde, ist mit exakten Daten nicht belegt.

Zur Problematik der Irrenzählung unterscheidet Christian Müller (1993) drei Phasen:

- 1. Phase vom Ende des 18. Jahrhunderts bis etwa 1840
  Die Regierungen verschiedener Staaten versuchen die „Armen und Blödsinnigen" zu erfassen. Arme, Geisteskranke und geistig Behinderte werden in einen Topf geworfen, häufig auch Blinde und Taubstumme in die Zählung eingeschlossen.

- 2. Phase zwischen 1830 und 1870
  Bei den Zählungen wird in der Regel systematischer zwischen „Irren" und „Schwachsinnigen" unterschieden, die „Armen" werden anderweitig erfasst. Es beginnen allgemeine Volkszählungen, die in einigen Ländern die Geisteskranken gesondert ausweisen. Ungenügende Methoden, unqualifiziertes Zählpersonal und grobe Berechnungsfehler schränken die Aussage des gewonnenen Materials aber stark ein.
- 3. Phase mit Beginn um 1870
  Das Zeitalter der Statistik nahm seinen Lauf. Volkszählungen, Gewerbe- und Volkswirtschaftserhebungen, Kriminalstatistik, Gesundheits- und Krankenstatistik, Finanz- und Einkommensdaten ließen die Ehrfurcht vor der positivistischen Determiniertheit wachsen. Jetzt kamen in der Psychiatrie Diagnoseschlüssel zur Anwendung, deren Unterteilungen aber national und international noch lange umstritten blieben.
  Mit dieser dritten Phase begann aber auch in der Psychiatrie die „Entpersönlichung" wie in den Geisteswissenschaften, zu der Hamann und Hermand 1959 schreiben:

„Je umfangreicher das statistische Zahlenmaterial wird, desto extensiver erweist sich die damit verbundene ´Entpersönlichung´, die schließlich in allen Geisteswissenschaften zu einem seelenlosen Automatismus geführt hat..." zur „mathematisch zu errechnenden Gesetzmäßigkeit, die sich hinter dem scheinbaren Durcheinander aller menschlichen Äußerungen verbirgt."

Zunehmende Abschiebung

Für die geistig Behinderten wirkten sich die Veränderungen im sozialen Umfeld stärker aus. Das betraf insbesondere die aus den ärmeren Schichten. Die leicht und mittelschwer Geschädigten (Debile und Imbezille) waren im ländlichen Umfeld noch immer in die Familie integriert. Als Arbeitskraft für leichte Haus- und Feldarbeit auf dem Familienhof oder bei Fremden zumeist willig, anspruchslos und ohne permanente Gefahr für die Gemeinschaft, stellten sie für die häufig kinderreichen Familien keine unüberbrückbare wirtschaftliche Belastung dar.

„Die Lebensführung der Kranken wird durch ihre Minderwertigkeit meist in ungünstiger Weise beeinflusst. Man wird freilich annehmen dürfen, dass zahlreiche Debile durch eine günstige wirtschaftliche Lage im Schutz ihrer Familie den Gefahren des Daseinskampfes entrückt sind oder ohne besondere Schwierigkeiten in einfachster Berufsarbeit dahinleben. Recht häufig aber, namentlich, wenn neben der Verstandesschwäche ausgesprochene Charakterfehler bestehen, gleiten sie mehr oder weniger schnell abwärts."
(Kraepelin 1903)

Schon Kirchhoff (1892) verknüpfte bestimmte Schwachsinnsformen mit moralischen Wertungen und dem Risiko delinquenten Verhaltens. Er empfahl „antisociale Imbecille in Besserungsanstalten" und „extrasociale Idioten in Krankenhäuser" zu bringen.

Auch die schwachsinnigen Waisen und Halbwaisen der Dorfarmut belasteten die Gemeindekasse weniger, wenn sie im Dorf verblieben, als bei einer Anstaltseinweisung. Das änderte sich mit Verkleinerung der Höfe durch überholte Erbgesetzgebung, der Übersiedlung voll arbeitsfähiger Mitglieder oder der gesamten Familie in die Stadt. Hier war bei den ohnehin beengten Wohnraumverhältnissen, dem fremden Umfeld und der für den Unterhalt kaum ausreichenden Einkommen kein Platz mehr für behinderte Familienmitglieder. Auch bei der Auswanderung von mehr als 500 000 Bewohnern ländlicher Gebiete nach Übersee blieben Schwachsinnige in den Gemeinden zurück und fielen aus der Familienpflege heraus. Bei den Alleinerziehenden, den ledigen Müttern, die sich als Fabrikarbeiterinnen, Laden- oder Dienstmädchen den Lebensunterhalt in der Großstadt verdienen mussten, war genau wie in den Proletarierfamilien, wo beide Elternteile und die heranwachsenden Kinder arbeiteten, die Unterbringung der schwachsinnigen Kindern in Anstalten oft die einzige Lösung. Auch unter den Wohlhabenden in den städtischen Regionen wuchs die Bereitschaft, ihre geisteskranken Verwandten in eine Anstalt abzuschieben. Der tägliche Umgang mit einem Verrückten wurde zur Belastung, störte das Gefühlsleben und das nach außen zu repräsentierende Bild einer intakten Familie. Das emotionale Gefüge der Familie wurde durch Schizophrene, Melancholiker und Manisch-Depressive in der Regel mehr gestört als durch einen Schwachsinnigen. Für den Aufstieg und für die gesellschaftliche Anerkennung in der gutbürgerlichen Gesellschaft wirkte sich ein Vollidiot als Bruder oder eine schwachsinnige Schwester aber genau so negativ aus wie für eine militärische Karriere in den Adelskreisen.

In der Psychiatrie waren inzwischen die Erkenntnisse über die Unheilbarkeit der geistigen Behinderung Allgemeingut geworden. Im Gegensatz zu anderen Krankheitsbildern versprachen weder der Kuraufenthalt an der See oder im Gebirge noch der Klinikaufenthalt mit Therapie eine Heilung für die Schwachsinnigen.

Die unter Reichskanzler Bismarck grundlegend gestalteten Sozialsysteme mit der Renten- und Krankenversicherung für die Mehrheit der Bevölkerung blieb nicht ohne Wirkung auf die Bereitschaft der Familien zur Abschiebung ihrer geisteskranken Familienangehörigen in eine Anstalt. Auch in der Gemeindefürsorge stellte sich bei schmalen Kassen eine ökonomische Betrachtungsweise mit Ausgabensenkung und Belastungsreduzierung für die Bürger ein. Lag doch der Anteil von Patienten, bei denen die Kosten durch die Fürsorge getragen werden musste, mit bis zu 60% außerordentlich hoch.

Baden hatte mit dem Erlass des Irrenfürsorgegesetzes vom 25.06.1910, das lange Zeit in Deutschland als vorbildlich galt und bis in die 50er Jahre Bestand hatte, die Aufnahmebestimmungen geregelt. Danach war neben der eigenen Antragstellung durch volljährige, nicht entmündigte Nerven- oder Geisteskranke (freiwillige Aufnahme) die Antragstellung durch nächste Angehörige, Vormund oder Pfleger beim Bezirksamt, in dringenden Fällen bei der Anstaltsdirektion vorgesehen. Die zu zahlende Vergütung für Unterbringung, Kost und medizinische Betreuung wurde von den einzelnen Anstalten in Abhängigkeit von Ausstattung und Verpflegung nach sog. „Verpflegungsklassen" erhoben. Durch die Großherzogliche Bad. Heil- und Pflegeanstalt Konstanz wurden 1914 erhoben:

- für die erste Klasse 1800 Mark
- für die zweite Klasse 1000 Mark
- für die dritte Klasse 500 Mark jährlich.

Nichtbadener sollten nur in die erste Klasse aufgenommen werden und hatten dann 2200 Mark zu zahlen, „Reichsausländer" zahlten 2500 Mark. Weitergehende Ansprüche an Bedienung und Pflege (z. B. ein Wärter extra) waren mit 960 Mark zu vergüten (Faulstich 1990). Die Vergütung war vom Kranken oder den sonstigen Zahlungspflichtigen mit Rücksicht auf die Einkommens- und Vermögensverhältnisse zu zahlen. Das bedeutete für die Gemeinden als Zahlungspflichtige in Fällen der Armenfürsorge eine Belastung mit mindestens 500 Mark jährlich für einen Geisteskranken. Die Belastung bei den zur Zahlung verpflichteten Familien wird deutlich, wenn man das Pro-Kopf-Einkommen eines Arbeiters im Deutschen Reich von 726 Mark (1913) gegenüberstellt. Nur durch die Absicherung über Versicherungskassen bzw. Zuschüsse im Rahmen der Fürsorge war die Einweisung von geisteskranken Angehörigen in eine Anstalt zu finanzieren.

Hilfsschulen, Heime und Anstalten

Die Einrichtung von Hilfsschulen für Schwachsinnige wurde ab den 70er Jahren des 19. Jahrhunderts von Ärzten, Lehrern und Sozialwissenschaftlern als eine vordringliche Aufgabe angesehen. Dr. Oswald Berkhahn, Sanitätsrat in Braunschweig, stellte seinen „Grundsätzen, nach denen Hülfsschulen für schwachsinnige Kinder einzurichten sind" aus dem Jahr 1899 folgende Gedanken voran:

„Die Erfahrung zeigt, dass unter der ärmeren Bevölkerung gerade die meisten mit Schwachsinn geringeren Grades behafteten Kinder vorkommen und dass sie daher in den Volksschulen am meisten zu finden sind. Die Aufgabe einer Hülfsklasse oder Hülfsschule soll darin bestehen, Kindern, welche an Schwachsinn geringren Grades leiden und deshalb das gewöhnliche Klassenziel trotz eines zweijährigen Aufenthalts in einer Klasse nicht zu erreichen vermögen, durch einen besonderen, ihrer Befähigung angepassten Unterricht soweit als möglich auszubilden und dadurch deren Zukunft in Bezug auf Erwerbsfähigkeit und bürgerliche Stellung günstiger zu gestalten."(Berkhahn 1899)

In Auswertung seiner Erfahrungen bei der Einrichtung einer Hülfsklasse für Schwachbefähigte 1881 in Braunschweig lehnt er die Aufnahme von „schon den Blödsinnigen oder Idioten zuzuzählenden" Schulkindern ab.

1875 wurde durch den Leiter der Alsterdorfer Anstalten, Sengelmann, die Konferenz der Idiotenanstalten ins Leben gerufen, wo die allgemeine Beschulung und somit auch die Einordnung von Schwachbefähigung propagiert wurden. 1880, also kurz vor Braunschweig, entstand die erste Hilfsschule in Elberfeld; 1920 wurden bereits 43 000 Kinder in Hilfsschulen unterrichtet. Ein Großteil der debilen Kinder wurde in Heilerziehungsheimen betreut. In der zweiten Hälfte des 19.Jahrhunderts konstituierten sich auch die großen Wohlfahrtsverbände, die bis auf den heutigen Tag eng mit der Betreuung und Pflege von Menschen mit schwerer und schwerster geistiger Behinderung verbunden sind (Häßler 2004):

- 1848 die Innere Mission der evangelischen Kirche
- 1863 das Rote Kreuz
- 1897 der Caritasverband der katholischen Kirche
- 1919 die Arbeiterwohlfahrt und
- 1924 der Deutsche Paritätische Wohlfahrtsverband.

Beschäftigungsformen

Neben den Publikationen in der gegründeten Zeitschrift für Psychiatrie erschienen ab 1880 in der Zeitschrift für das Idiotenwesen regelmäßig Veröffentlichungen, die sich mit den Problemen der Schwachsinnigen beschäftigten. Zu diesem Zeitpunkt bestanden bereits 19 Lehrstühle für Psychiatrie im deutschen Sprachraum. Wilhelm Griesinger, von 1865–1868 Professor für Psychiatrie in Berlin, der Begründer der „ersten biologischen Psychiatrie" schrieb dazu in „Pathologie und Therapie der psychischen Krankheiten":

„Wie die Irrenanstalten die Voraussetzung für die Erkenntnis der Irren, so machen die jetzt zu gründenden Idiotenanstalten erst das Kennenlernen dieser Intelligenzmängel möglich." (Jantzen 1982))

Die Erkenntnis, dass Geisteskranke „hirn- und nervenkranke Individuen" sind, bedeutet den Beginn einer neuen Ära der Universitätspsychiatrie. Im Oktober 1868 starb Griesinger im Alter von 51 Jahren an einem Blinddarmdurchbruch.

Wenn Heilung für die Schwachsinnigen nicht möglich war, gewann der Gedanke der Erleichterung ihres Schicksals an Bedeutung. Die Bildung auf niederer Stufe, das Erlernen von Zählen, Rechnen und zumeist stärker eingeschränkt Lesen und Schreiben ermöglichte Debilen und Imbezillen neben den schon immer ausgeübten Tätigkeiten in der Landwirtschaft, als Hilfsgärtner und Waldarbeiter nun auch die Beschäftigung als Straßenfeger, bei der Müllabfuhr oder als Kanalarbeiter. Eine Lehrlingsausbildung, das Erlernen eines Berufes oder einer Bürotätigkeit blieb ihnen in der Regel versagt. Als wesentliche Mängel stellten sich fehlender Überblick, mangelnde Ausdauer, ungenügende Vorausschau und Willensstärke sowie schnell nachlassende Konzentration heraus. Selbst bei Abschluss gewisser Schul- und Ausbildungsstufen lagen hier zumeist die Ursachen für ein späteres Scheitern im Berufsleben.

Das schloss allerdings den Militärdienst nicht völlig aus. So häuften sich um die Jahrhundertwende in den Zeitungen Berichte über Militärmisshandlungen, die darauf zurückzuführen waren, dass schwachsinnige Leute einberufen wurden, von deren mangelhafter Befähigung die Offiziere und Unteroffiziere nichts wussten. Derartige Fälle kamen selbst im Reichstag zur Sprache. Kraepelin schrieb 1903 dazu:

„Eine besondere Gefahr bildet für die Imbezillen der Militärdienst, dessen gesteigerten Anforderungen sie nicht gewachsen sind. Da der Grad und die Unfähigkeit leicht verkannt wird, und die straffe Zucht sie halsstarrig und unbotmäßig macht, werden sie nicht selten in ein ganzes Netz militärischer Verfehlungen mit den schwersten Folgen verstrickt, Gehorsamsverweigerung, Fahnenflucht, tätliche Angriffe auf Vorgesetzte."

Für die Insassen der Idiotenanstalten war die Beschäftigung mit einfachen Arbeitsverrichtungen aus medizinischer und pflegerischer Sicht als Therapie angesehen. Zugleich dienten – wie in den Zuchthäusern – die Einnahmen aus Tütenkleben, Zupfen von Lumpen und Papier, Fertigen von Wäscheklammern, Küchenreiben und Sieben zur Aufbesserung der Anstaltsfinanzen. Im sächsischen Raum bot die Textil- und Posamentenindustrie über mehr als hundert Jahre sowohl schwachsinnigen Heiminsassen als auch denen, die sich in Familienpflege befanden, Beschäftigung und Verdienst in Heimarbeit. Bei allen negativen Seiten der Heimarbeit und des Verlegerwesens ermöglichte sie den Familienangehörigen den eigenen Verdienst bei gleichzeitiger Beaufsichtigung der Behinderten und – soweit körperliche und geistige Leistungsfähigkeit der schwachsinnigen Angehörigen es zuließen – deren Mithilfe. Der zumeist schmale Familienetat konnte dadurch etwas aufgebessert werden.

Dass ein relativ hoher Prozentsatz unter den Prostituierten idiotische und schwachsinnige Mädchen und jungen Frauen war – Bohnhoeffer hatte bei einer Untersuchung von 190 Prostituierten 6 idiotische und 53 schwachsinnige festgestellt – ist nur eine

Seite der geschlechtlichen Verführung von geistig Behinderten. Hoch dürfte die Zahl der von den eigenen Familienangehörigen missbrauchten schwachsinnigen Mädchen und Knaben gewesen sein (Kraepelin 1903).

Juristische Einordnungen

Das 19. Jahrhundert ist das Jahrhundert der umfassenden Gesetzgebung. Die in den Grundzügen für die meisten europäischen Länder noch heute geltenden Zivil- und Strafrechtsnormen wurden in diesen hundert Jahren abgefasst. Die Stellung der Schwachsinnigen, ihre strafrechtliche Verantwortlichkeit, aber auch ihr Schutz blieb zweifelhaft und umstritten.

Die „Constitutio criminalis Carolina" Karls des V. sah 1532 nur für den Geisteskranken, „der wissentlich seyne Sinne nit hätt", eine Straffreiheit vor. In den folgenden Jahrhunderten wurde der Zurechnungsfähigkeit und strafrechtlichen Verantwortlichkeit von Geisteskranken und Schwachsinnigen wenig Aufmerksamkeit geschenkt. Im österreichischen Gesetz von 1768 ist von „gänzlicher Gemütsverrückung" die Rede, und auch im französischen „Code pénal" von 1810 blieben die damaligen Erkenntnisse und Fortschritte der Psychiatrie unberücksichtigt. Im angelsächsischen Raum hatten die McNaghtenschen Regeln (1843) bei der Geisteskrankheit (disease of the mind) zwar die Zurechnungsfähigkeit verneint, die intellektuell-gedanklichen Kriterien für schwachsinnige Täter aber vage gelassen. Als erstes Land führte Dänemark (1863) neben der Geisteskrankheit und der Bewusstseinsstörung auch einen „ungenügend entwickelten Intellekt" als Kriterium für die fehlende Zurechnungsfähigkeit ein. Norwegen mit dem Begriff der „verspäteten Entwicklung" und Holland mit der „ungenügenden Entwicklung" folgten. Doch selbst in den Strafgesetzen Deutschlands (1872), Russlands (1885) und Ungarns (1878) war die pathologische Entwicklung der Persönlichkeit kein Strafausschlussgrund (Schipkowensky 1962).

Schwindende Toleranz

Mit der expandierenden Industriegesellschaft innerhalb verkrusteter politischer Strukturen taten sich zu den Auseinandersetzungen um eine territoriale Vormachtstellung immer mehr soziale Konflikte auf. Neben den sozialrevolutionären Ideen, die ihre prägnanteste Formulierung bei Karl Marx und Friedrich Engels fanden, gewannen im Anschluss an die Malthussche Bevölkerungstheorie und die Darwinsche Abstammungslehre Ansichten zur Bevölkerungspolitik an Gewicht, die Behinderte, Geisteskranke, Alkoholiker und Kriminelle in das Licht der Öffentlichkeit zerrten. Auf die rasante Bevölkerungsentwicklung mit ihren sozialen und gesundheitspolitischen Folgen waren die gesellschaftlichen Kräfte weder in England noch in Frankreich oder Deutschland vorbereitet.

Das galt auch für den Bereich der Psychiatrie. Spätestens in den 1880er und 1890er Jahren brach die Zeit der großen Psychiatriekasernen an, um die Kranken zu therapieren, aber auch aus der Gesellschaft auszufiltern. Neue Betreuungskonzepte wie Agrarkolonien und Arbeitstherapie, die Einführung des „Open-Door"-Systems und die Verbreiterung der Familienpflege konnten nicht verhindern, dass die Überbelegungen der Anstalten ständig zunahmen und die Zustände in den meisten Heil- und Pflegeanstalten sich verschlechterten. In einem immer engeren Geflecht von bürokratischer

Administration, öffentlicher Fürsorge (die aus Steuern und Versicherungen zu finanzieren war) und privatwirtschaftlich ausgerichteter Wirtschaft (mit wachsendem Arbeitskräftebedarf, steigenden Gewinnerwartungen und unkalkulierbaren Risiken) wurden die psychisch kranken und geistig behinderten Menschen nicht selten als Störpotenzial empfunden.

Die sog. „italienische Schule" Cesare Lombrosos (1836–1909) und Leonardo Bianchis (1848–1927) interpretierte die Degeneration als Rückschlag der Natur in frühere Entwicklungsstufen der Menschheit. Die moralisch Schwachsinnigen wurden in seiner Kriminalanthropologie zu geborenen Verbrechern. Das liest sich dann bei Dr. Kluge, Direktor der Provinzialanstalt für Epileptische in Potsdam um 1905 so:

„Bei den moralisch Schwachsinnigen handelt es sich um Entartete, die infolge ihrer abnormen und krankhaften Anlagen und der damit verbundenen minderwertigen Entwicklung so viele Abweichungen im Gebiet des Verstandes, des Gefühlslebens und des Willensvermögens darbieten, dass sie den allgemeinen, gesellschaftlichen und sittlichen Gesetzen nicht gerecht werden können, und dass sie, zumeist bei ungünstigen Lebensverhältnissen, auch trotz der Möglichkeit einer guten Erziehung mit den aufgestellten sozialen Anforderungen in Konflikt kommen müssen."

Die Argumente für „Eugenik", „Rassenhygiene", „Selektion" und „Geburtensteuerung" stießen zunehmend auf Resonanz und verschmolzen mit den sozialdarwinistischen Theoremen. Bereits 1868 hatte Ernst Haeckel (1834–1919) mit Rückblick auf die im antiken Sparta praktizierte Tötung schwächlicher Kinder künstliche Züchtung gelobt. Sie wurde im 1906 gemeinsam mit Wilhelm Ostwald gegründeten Monistenbund als nützlich propagiert. Die Verpflichtung des Arztes, um jeden Preis das Leben des Kranken zu erhalten, erschien nun „geradezu widersinnig". Die „Selbsterlösung", die „Autolyse" (Begriffsbildung anstelle von „Selbstmord") und der „schmerzlose Tod", die Euthanasie, waren zunächst Umschreibungen. Unter dem Eindruck des Massensterbens auf den Schlachtfeldern wird er 1915 viel deutlicher:

„Eine kleine Dosis Morphium oder Cyankalium befreit nicht nur diese bedauernswerten Geschöpfe selbst, sondern auch ihre Angehörigen von der Last eines langjährigen, wertlosen und qualvollen Daseins." (Haeckel 1919)

Besonders verhängnisvoll hat sich die Ausbildung von „Wert"-Begriffen ausgewirkt. Das Kosten-Nutzen-Denken der Wirtschaft griff auch auf die sozialen Sicherungssysteme der Kranken- und Rentenkassen über. Die Wertigkeit des Einzelnen und seiner Familie für die stabile und „gesunde" Bevölkerungsentwicklung wurde abgewogen. Der gewollten Auslese der Tüchtigen stand das Zurückdrängen der „Minderwertigen", der weniger wertvollen „Ballastexistenzen" und Degenerierten mit schlechtem Erbgut gegenüber. Die in Kreisen der Wissenschaftler verschiedener Fachrichtungen geführten Debatten wurden von Politikern für ihre Zwecke aufgegriffen und mehr oder weniger populistischen Zielen untergeordnet.

Idioten und Krüppel gelangten mit negativem Zeichen nicht nur in Deutschland in die öffentliche Meinungsbildung. Auch in Großbritannien, Frankreich und Österreich wurden die Stimmen nach einer Eindämmung der Fortpflanzungsmöglichkeit für Geisteskranke und Schwachsinnige immer lauter. In der Gefahr für die Bevölkerungsentwicklung rangierten sie noch vor den Alkoholikern und Geschlechtskranken, da sie ja die Zeichen des Verfalls bereits in aller Deutlichkeit aufweisen.

Situation im Ersten Weltkrieg

Der Ausbruch des Weltkrieges schuf eine völlig neue Situation für Staat und Gesellschaft. Die Kriegseinflüsse machten sich im Umfeld der geistig und körperlich Behinderten in verschiedenen Richtungen bemerkbar. In den Anstalten stand schon nach wenigen Monaten deutlich weniger Personal zur Verfügung, da viele Pfleger, Schwestern und Ärzte zum Kriegsdienst eingezogen wurden. Im Ergebnis der umfassenden Musterungen zum Dienst in der Armee wurden neue Patienten eingewiesen. Oft nur zur Beobachtung, da man ihre Krankheiten und Behinderungen für vorgetäuscht hielt. Schon nach den ersten schweren Gefechten im Herbst 1914 und Frühjahr 1915 kamen zahlreiche Soldaten und Offiziere mit Kriegspsychosen aus den Lazaretten in die Irrenanstalten und Pflegeheime. Eine leichte Entspannung der Überbelegung trat in den Anstalten dadurch ein, dass wegen der zum Kriegsdienst einberufenen Männer die häusliche Pflege von leicht und mittelschwer geistig Behinderten gleichzeitig eine Arbeitskraft brachte. Viele Familien in ländlichen Gebieten Badens, Württembergs, Bayerns und Sachsens, Mecklenburgs und Pommerns waren nicht mehr in der Lage, die Kosten für die Unterbringung ihrer Angehörigen aufzubringen und holten sie heim.

Die Kürzung der Mittel der Armenpflege durch die Kommunen, die Umverteilung von Medikamenten und Hilfsmitteln zugunsten von Lazaretten und Militärhospitälern erschwerten die Arbeit in den Irren- und Idiotenanstalten zusätzlich. Besonders schlimm wurde die Situation der Behinderten, Alten und Kranken in den Hungerjahren 1917 und 1918. Mit den ohnehin knappen Rationen für die Bevölkerung und der Kürzung für die Insassen in den Heimen und Anstalten sanken ihre Überlebenschancen auf ein Minimum herab. Aus dem Vergleich der Sterberaten dieser Jahre mit Vorkriegsjahren und mit der Bevölkerung außerhalb der Anstalten lässt sich ableiten, dass mehr als 100 000 Anstaltsbewohner unmittelbar an den Folgen der Rationskürzung gestorben sind (Kaminsky 1995).

So wurde in den ersten zwei Jahren nach Kriegsende aus der Überbelegung eine Unterbelegung der Anstalten. Die Diskussion um eine Ausmerzung der Minderwertigen und die Säuberung der Erbmasse verstummte für kurze Zeit. Insbesondere wurde den Anstaltsärzten und dem wissenschaftlichen Personal klar, dass mit einer weiteren Verringerung der Belegung die eigenen Arbeitsplätze und die berufliche Existenz gefährdet waren.

„Darum muss man zur Rettung des in seiner Existenz bedrohten Volkes möglichst dafür sorgen, dass die Zahl der Minderwertigen so niedrig wird, wie irgend möglich.“
(Prof. von Brunn, Stadtschularzt in Rostock, 1934, Kaiser et al. 1992)

9 Die systematische Vernichtung „unwerten“ Lebens

Diskussionen

Mit der Niederlage 1918 und dem Übergang vom Kaiserreich zur Weimarer Republik brachen für die Bevölkerung in Deutschland schwierige Zeiten an. Die Notsituation der letzten Kriegsjahre, die Menschenverluste an der Front und in der Heimat, Vermögenseinbußen durch Kriegsanleihen und anschließende Inflation, als ungerecht empfundene Reparationszahlungen und territoriale Gebietsbesetzungen verunsicherten insbesondere die Schichten des Mittelstandes, der Handwerker, Rentner und Pensionäre.

Den politischen Maßnahmen zur sozialen Sicherung und Hebung des Geburtenzuwachses (Müttererholung, Kindergeld, medizinische Versorgung, Siedlungsprogramme) traten medizinische Fachleute, Gesundheitspolitiker und völkisch orientierte Weltanschauungsgruppen mit verstärkten Forderungen nach Eindämmung erbkranken Nachwuchses entgegen. Der Verlust wertvoller Erbmasse im Krieg mit düsteren Prognosen für die Volksgesundheit war ein Argument, das auch in der Öffentlichkeit ankam. In der Diskussion um einen Entwurf für ein Sterilisierungsgesetz in den Jahren 1918/19 erregte die Stellungnahme des Strafrechtlers Karl Binding und des Psychiaters Alfred E. Hoche zur „Freigabe der Vernichtung lebensunwerten Lebens“ große Aufmerksamkeit. Das „absolut zwecklose Leben“ der „unheilbar Blödsinnigen“, die für ihre „Angehörigen wie für die Gesellschaft eine furchtbar schwere Belastung bilden“, ist nach Bindings Ansicht weder vom rechtlichen, noch vom sozialen, sittlichen oder religiösen Standpunkt geschützt und daher zur Tötung (auf Antrag) freizugeben. Der Mediziner Hoche sieht für die „geistig völlig Toten“, „Defektmenschen“ und „minderwertigen Elemente“ die Auffassung heranreifen,

„dass die Beseitigung der geistig völlig Toten kein Verbrechen, keine unmoralische Handlung, keine gefühlsmäßige Rohheit, sondern einen erlaubten nützlichen Akt darstellt.“
(Binding u. Hoche 1920)

Diese und weitere Befürwortungen der Euthanasie blieben nicht unwidersprochen. Der Gesetzesentwurf wurde nicht zur Abstimmung gebracht. Mit der allmählichen Stabilisierung der Weimarer Republik und ihres wohlfahrtspolitischen Kurses blieben weitere Vorstöße in diese Richtung zunächst aus. Unter den Wissenschaftlern, Medizinern und Juristen wurde freilich unentwegt weiter diskutiert, in Fachzeitschriften und Veröffentlichungen polemisiert (Brill 1994). Andere Länder, wie England und die Vereinigten Staaten von Amerika hatten inzwischen Regelungen zur Sterilisierung von Psychopathen und Schwerstverbrechern gesetzlich fixiert.

Experimente

Forel hatte Mitte der 90er Jahre in der Klinik Burghölzli erstmals die rassenhygienisch indizierte Sterilisierung von zwei Geisteskranken vorgenommen. Der Schweizer August Forel (1931), ein bekannter Ameisenforscher und Eugeniker, der als Psychiater praktisch tätig war, kommentierte 1922 seine 1894 bezogene Position zur Beseitigung der „abscheulichsten Exemplare menschlicher Gehirne" und Verhinderung der Fortpflanzung verbrecherischer Menschen:

„Ich zeigte damals, dass keine absolute Grenze zwischen Geistesstörung, Verbrechen und Normalität gesetzt werden kann und forderte eine gänzliche Reform unserer Anstalten sowie Reformen unseres Rechtes. Um die Mitte der 90er Jahre hatte ich sogar die Verwegenheit, in der Anstalt Burghölzli, unter medizinischen Vorwänden, die Kastrierung von zwei erblich belasteten Ungeheuern ausführen zu lassen, um ihre Vermehrung zu verhindern. Beim Mädchen, von welcher ich allein später Nachrichten erhielt, war das Ergebnis vorzüglich."

In den USA erfolgten bereits Ende des 19. Jahrhunderts Kastrationen an Schwachsinnigen. So wurden z. B. 1898 in einer Anstalt für Schwachsinnige in Kansas 48 Männer kastriert. Der amerikanische Arzt Sharp nahm im Zeitraum von 1899–1907 an 176 Männern in einer Strafanstalt in Indiana rassenhygienische Sterilisierungen vor. Gesetzliche Regelungen zur Sterilisierung wurden für Indiana erst 1907 getroffen, Kalifornien und Nord-Dakota folgten (Black 2003).

In Deutschland hatte der Zwickauer Arzt Gustav Boeters in den Jahren 1921–25 Sterilisierungen bei 63 Frauen vorgenommen. Er zeigte sich selbst bei der Staatsanwaltschaft an, um im Zusammenhang mit einem Strafverfahren seine Vorstellungen zu einer Regelung („Lex Zwickau") in die Gesetzgebung zu bringen. Die Staatsanwaltschaft schritt nicht ein. Auch andere Ansätze zur Aufweichung der §§ 224 und 225 RStGB scheiterten.

Argumente

Für 1925/26 wurde die Zahl der Gebrechlichen in Deutschland mit 713 600 gezählt, das entsprach der Bevölkerungszahl von Mecklenburg-Schwerin. Der Anteil der 230 000 geistig Gebrechlichen betrug rund ein Drittel (Schmuhl 1992). Erneut gerieten die körperlich und geistig Behinderten im Gefolge einer drastischen Verschlechterung der Wirtschaftslage in den Blickpunkt der Öffentlichkeit. Die Weltwirtschaftskrise mit einem Heer von Arbeitslosen – allein in Deutschland waren auf dem Höhepunkt 1932 über 5,6 Millionen Menschen ohne feste Arbeit – erschütterte die Haushalte der Kommunen und Länder. Die Steuereinnahmen gingen rapide zurück, während gleichzeitig die Sozialausgaben für Arbeitslose und Sozialhilfeempfänger anstiegen. Die Rentenkassen und Versicherungen gerieten wegen fehlender Einnahmen in zunehmende Schieflage und kürzten die Mittel für Krankenhäuser und Anstalten, was durch Zuschüsse der Wohlfahrtsträger nicht mehr auszugleichen war. Nach Auffassung des Preußischen Staatsrates in einer Entschließung vom 20.01.1932 hatten die Ausgaben für erblich, körperlich und geistig geschädigte Menschen eine untragbare Höhe erreicht, die eugenische und soziale Maßnahmen dringend erforderlich machten. Damit sollten die für die Pflege und Förderung der geistig und körperlich Minderwertigen aufzuwendenden

Kosten auf dasjenige Maß herabgesenkt werden, das von einem völlig verarmten Volke noch zu tragen war (Walter 1966).

Die Presse, voran die völkischen und nationalsozialistisch orientierten Publikationen, nahm sich der Kostenargumente an. Die Finanzlast der „Minderwertigen" wurde aufgerechnet, den Lebenshaltungskosten der „gesunden" Familie gegenübergestellt und mit dem Geburtenrückgang kombiniert. Humanitäre Aspekte gerieten ins Hintertreffen, die Tätigkeit der kirchlichen und allgemeinen Wohlfahrtseinrichtungen wurde diskreditiert. In Sachsen und in Preußen gedieh das Gesetzgebungsverfahren zur Eindämmung der Folgen einer angeblich überproportionalen Fruchtbarkeit der Erbkranken am weitesten. Der Entwurf eines am 30.07.1932 in den preußischen Landtag eingebrachten Sterilisierungsgesetzes sah – wohl mit Rücksicht auf die katholische Zentrumspartei – zunächst nur die Unfruchtbarmachung auf freiwilliger Grundlage vor. Wegen fehlender Mehrheiten kam das Gesetz nicht zur Annahme. Für die katholischen Abgeordneten hatte die von Papst Pius XI. am 31.12.1930 verkündete Enzyklika „Casti connubi", die jede Form des Eingriffs in die körperliche Integrität des Menschen zu Zwecken der Hebung der Erbgesundheit untersagte, hohe gedankliche Barrieren und Gewissenskonflikte aufgebaut (Kaiser et al. 1992).

Zuspitzung

Die parlamentarischen und außerparlamentarischen Diskussionen um die Erbgesundheit waren mit der Machtübernahme durch die Nationalsozialisten nicht beendet. Im Gegenteil, die vom Führer Adolf Hitler und seiner Partei programmierten Kernpunkte einer rassistischen Auslese- und Ausmerzpolitik mit ihren Züchtungsutopien zur „biologischen" Erneuerung der Nation führten schnell zu einer Radikalisierung eugenischen Denkens und Handelns. Auch wenn das am 14.07.1933 verabschiedete Gesetz zur Verhütung erbkranken Nachwuchses (GzVeN) nicht als typisches Produkt der NS-Rassenideologie angesehen werden kann – wie auch nach 1945 bei angestrengten Entschädigungsklagen durch Gerichte in der Bundesrepublik entschieden wurde – war es doch der Auftakt zu einer beispiellosen Missachtung menschlichen Lebens. Neben dem schweren Alkoholismus nennt das Gesetz acht Erbkrankheiten, die zur Sterilisierung des Kranken führen können, „wenn nach den Erfahrungen der ärztlichen Wissenschaft mit großer Wahrscheinlichkeit zu erwarten ist, dass seine Nachkommen an schweren körperlichen oder geistigen Erbschäden leiden werden."

An erster Stelle wird der „angeborene Schwachsinn" genannt. Obwohl über die Erblichkeit des Schwachsinns auch 70 Jahre nach dem Inkrafttreten des Gesetzes die wissenschaftlichen Meinungen weit auseinander gehen, wurden ca. zwei Drittel der 400 000 Sterilisationen im Zeitraum 1934–1945 an Schwachsinnigen vorgenommen. Frauen waren deutlich stärker betroffen als Männer. An zweiter Stelle der Krankheiten steht im Gesetzestext die Schizophrenie. Mit etwas mehr als 20% nimmt sie diesen Platz auch in der Häufigkeit der Sterilisationen ein. Das Gesetz spricht vom angeborenen Schwachsinn und schließt damit eigentlich die exogen verursachten Fälle aus. Allein der hohe Anteil der an Schwachsinnigen vorgenommenen Eingriffe macht deutlich, dass bei den Untersuchungen die Diagnosen schnell und oberflächlich gestellt wurden. Schipkowensky (1962) schreibt dazu:

„Die auch bis heute herrschende Auffassung von der Erblichkeit des Schwachsinns einerseits und die scheinbare Leichtigkeit der Diagnose, insbesondere durch Testmethoden, ha-

ben zweifelsohne dazu geführt, sozial bedingte Entwicklungshemmungen als hereditäre Oligophrenie (angeborenen Schwachsinn) aufzufassen und dem Sterilisationsverfahren zu unterziehen."

Aus der Begründung zum Entwurf des dritten Gesetzes zur Änderung des GzVeN aus dem Jahre 1938 lassen sich Schwierigkeiten bei der Abgrenzung der Krankheitsbilder in der bis dahin geübten Praxis erkennen. Ein Freibrief für unsichere Gutachter und irritierte Richter ist die Erweiterung auf Einzelfälle, die nicht klar liegen und wo unterschiedliche wissenschaftliche Meinungen bestehen. Die als Anlage zum Gesetz aufgeführten Fragen des Intelligenzprüfungsbogens waren selbst bei führenden Parteigenossen nicht unumstritten. Bei solchen Fragen, wie „Wer war Bismarck?", „Wer hat Amerika entdeckt?", „Warum baut man Häuser in der Stadt höher als auf dem Land?", „Wenn 1 1//2 Pfund 15 Pfg. kosten, wie viel kosten 7 Pfund?", „Worin besteht der Unterschied zwischen Irrtum und Lüge?" fürchtete der Gauleiter von Ostpreußen, dass manche seiner tüchtigen Bauernjungen mit Dorfschulabschluss den Test nicht bestehen würden.

Der hohe Anteil der geistig Behinderten ist auch im Zusammenhang damit zu sehen, dass Amtsärzte auf die Unterlagen der Hilfsschulen zurückgriffen. Der Psychiater J. Lang war schon früher zu der „Erkenntnis" gekommen, dass 63 % der Hilfsschüler unterwertig seien. Ferner bildeten die Unterlagen der langjährig in Anstalten untergebrachten Idioten genügend Anhaltspunkte für die Einleitung eines Verfahrens. Im Allgemeinen lag die Antragstellung durch Anstaltsleiter jedoch kaum über 20% der Landesfälle (Württemberg z. B. 18%) (Faulstich 1993). Regional sind erhebliche Unterschiede festzustellen. Eine hohe Akzeptanz bei der psychiatrischen Prominenz (beamtete Ärzte und Anstaltsleiter) bestand offensichtlich im „Mustergau" Hamburg. Die vermeintlichen Erbkranken wurden teilweise im Schnellverfahren dem Erbgesundheitsgericht zugeführt. Mit 24 000 Sterilisationen (6%) lag Hamburg, dessen Bevölkerung ca. 1,7 % der Einwohner des Deutschen Reiches (ohne Generalgouvernement) betrug, weit über den anderen Ländern. In den ländlichen Gegenden Süddeutschlands mit überwiegend katholischer Bevölkerung war es für Ärzte, Anstaltsleiter und Rechtspfleger (Vormund) eine schwierigere Gewissensentscheidung, die auch den Widerspruch der dörflichen Gemeinschaft herausfordern konnte. Beschwerdeverfahren gegen Urteile der 220 Erbgesundheitsgerichte hatten nur in den wenigsten Fällen in der zweiten Instanz (Erbgesundheitsobergericht) Erfolg. Nach erfolgtem endgültigen Beschluss war die Unfruchtbarmachung auch gegen den Willen des unfruchtbar zu Machenden ggf. unter Anwendung von Polizeigewalt und Zwang zulässig. Die ohnehin vorhandenen Gefahren eines Eingriffs (Salpingektomie) erhöhten sich durch die oft eintretenden Stresssituation und die Gewaltanwendung. Ab 1936 war neben dem chirurgischen Eingriff auch die Strahlensterilisierung möglich. Es wird eingeschätzt, dass 5–6000 Frauen und 600 Männer unmittelbar an den Folgen des ärztlichen Eingriffs gestorben sind (Schmuhl 1992).

Mit Ausführungsverordnungen und dem Gesetz zur Änderung des GzVeN wurden in den folgenden drei Jahren die Sterilisierungsmaßnahmen hinsichtlich Personenkreis, Antragstellung und Durchführung verschärft. Tangiert wurde das Gesetz darüber hinaus durch das „Gesetz gegen gefährliche Gewohnheitsverbrecher und über Maßregeln der Sicherung und Besserung" vom 24.11.1933, das neben der Sicherungsverwahrung auch die Kastration gefährlicher Sittlichkeitsverbrecher vorsah, das sog. „Blutschutzgesetz" vom 15.09.1935, das die Eheschließung und den Geschlechtsverkehr mit Juden verbot und das „Ehegesundheitsgesetz" vom 18.10.1935, das die Eheschließung mit Partnern, die unter das GzVeN fielen oder die an anderen geistigen Störungen litten, untersagte. In den Publikationen der Partei war das Thema der Erbkranken und „Minderwertigen" im Volkskörper selbstverständlich nicht erledigt. Idioten und mongoloide Kinder hatten neben den Juden die geeigneten Köpfe, Gesichtszüge und Gestalten, um die Gegensätze zur reinen nordischen Rasse zu illustrieren. Auch in wissenschaftlichen Periodika taten sich Mediziner, Biologen und Anthropologen mit immer neuen Erkenntnissen zur Erblehre hervor. Oft waren diese Veröffentlichungen verbunden mit der Forderung nach weiteren Mitteln und Möglichkeiten zur Forschung. In der Psychiatrie hatte die Verflechtung mit Staat, Justiz, Schule, Armee und Wirtschaft Tradition. 1935 wurde ihr gemäß Reichsärzteverordnung die „Gesundheitsfürsorge" übertragen. Das Greifswalder Institut für Vererbungswissenschaft war bereits 1933 unter Direktor G. Just umgewandelt worden in das Institut für menschliche Erblehre und Eugenik.

Taten

Mit einem Runderlass des Reichsministers des Innern vom 18.08.1939 wurde kurz vor Ausbruch des Krieges eine neue Etappe der Ausmerzung von geistig und körperlich Behinderten eingeleitet. Doch schon am 25.07.1939 wurde als Präzedenzfall das erste psychisch kranke Kind (sog. „Fall Knauer") auf Geheiß Hitlers in der Universitäts-Kinderklinik Leipzig ermordet. Unter der verlogenen Prämisse „zur Klärung wissenschaftlicher Fragen auf dem Gebiete der angeborenen Missbildungen und der geistigen Unterentwicklungen" wurden Hebammen und Ärzte verpflichtet, Neugeborene bzw. in der Praxis vorgestellte Kinder bis zum dritten Lebensjahr mit schweren angeborenen Leiden an die Amtsärzte zu melden. In einer Verordnung des Reichsärzteführers vom März 1940 wurden Idiotie sowie Mongolismus, Mikrocephalie, Hydrocephalus schweren bzw. fortschreitenden Grades, Missbildungen jeder Art und Lähmungen einschließlich Littlescher Erkrankung als meldepflichtige Leiden aufgeführt.

Die Meldebögen waren die einzige Grundlage für ein Begutachtungsverfahren, das mit der Unterzeichnung durch den der Reichskanzlei nachgeordneten Bouhler und von Brack abgeschlossen wurde. Die über den zuständigen Amtsarzt vollzogene Einweisung in eine von 30 im Reich verteilten Kinderfachabteilungen bedeutete den sicheren Tod der Kinder. Die „Behandlung" erfolgte überwiegend mit gering dosierten Injektionen „Luminal", durch Vergasung oder einfach durch Verhungern bei reduzierter Nahrungszuführung wie z. B. in der Anstalt Eglfing-Haar, die von Dr. med. Hermann Pfannmüller, einem „konfessionell ungebundenen und überzeugten nationalsozialistischen Anstaltsleiter" (wie er sich selbst bezeichnete) geführt wurde. Zeitweise wurden in anderen Anstalten die Tötungsmethoden auch kombiniert.

Im Zeitraum 1939–1945 wurden ca. 5000 Säuglinge und Kleinstkinder auf diese Weise getötet. Es liegt die Vermutung nahe, dass auch nicht behinderte Kleinkinder jüdischer Eltern in diese Kinderfachabteilungen eingewiesen wurden. Der einzige „wissenschaftliche" Gewinn für die an der Aktion Beteiligten bestand offensichtlich darin, die Wirksamkeit unterschiedlicher Methoden der Tötung von „unwertem" Leben zu erproben. Der betroffene Kreis der Eltern, deren Einverständnis zu den Einlieferungen teilweise mit Drohung und Gewalt erreicht wurde, nahm wie das weitere Umfeld der Betroffenen und der Akteure den Schritt von der Lebensverhütung unter eugenischen Gesichtspunkten zur Lebensvernichtung kaum bewusst wahr. Für die NS-Rassehygieniker war der Abstand zwischen Sterilisation und Gaskammer für die lebensunfähigen und lebensunwerten Kleinkinder noch groß genug, zumal sie sich bei der „Kindereuthanasie" noch auf die unmittelbare Nähe zum längst gesetzlich geregelten eugenischen

Abort berufen konnten. Im Gegensatz zu den weiteren NS-"Euthanasie"-Aktionen wurde auf ärztliche Beobachtung von Einzelfällen noch ein gewisser Wert gelegt.

Die seit Jahrzehnten geführte Diskussion um die Euthanasie als sanfter Tod für die unheilbar Kranken ließ sich an diesen geistig Behinderten, die erst am Beginn eines langen Leidens standen, am ehesten in die Praxis umsetzen. Bei den Führungskräften waren dagegen die nächsten Schritte mit beschleunigtem Tempo wegen des Kriegsausbruchs schon vorbereitet. Die Sterilisation als vorgeburtliche Selektion war noch offen über das Gesetzgebungsverfahren realisiert worden. Die „Kindereuthanasie" hatte zumindest einen wissenschaftlichen Mantel für die Eingebundenen und Betroffenen. Bei den nächsten Aktionen wurde die Maske der Barmherzigkeit und Wissenschaftlichkeit einfach abgelegt: der Massenmord wurde zum Programm gemacht.

Aktion T 4

Aus der heutigen Sicht eines demokratischen Rechtsstaates, wo für den Schutz der Lebewesen in der Natur ein vielbändiges Gesetzes- und Verordnungswerk mit internationalen Kontexten und Sanktionen vorliegt, ist es nahezu unvorstellbar, wie sich im NS-Staat der Wille des Führers und seiner Henkersknechte dokumentierte und durchsetzte. Mit einem Ermächtigungsschreiben auf privatem Briefbogen (rückdatiert auf den 01.09.1939 „Bei kritischer Beurteilung") leitete Hitler wenige Tage nach Kriegsbeginn die später als „T 4" bekannte Aktion zur Vernichtung erwachsener Geisteskranker ein.

„Reichsleiter Bouhler und Dr. med. Brandt sind unter Verantwortung beauftragt, die Befugnisse namentlich zu bestimmender Ärzte so zu erweitern, dass nach menschlichem Ermessen unheilbar Kranken bei kritischster Beurteilung ihres Krankheitszustandes der Gnadentod gewährt werden kann." (Hitler, Kaiser et al. 1992)

Vorangegangen war eine Beratung am 10.08.1939 mit namhaften Professoren und Anstaltsleitern wie Prof. Heyde aus Würzburg und Dr. Pfannmüller aus Eglfing-Haar.

Der Reichsminister des Inneren schreibt mit einem Runderlass vom 24.10.1939 die Meldung von Kranken aus den Heil- und Pflegeanstalten auf einem besonderen Merkblatt „im Hinblick auf die Notwendigkeit planwirtschaftlicher Erfassung" an das Ministerium vor. Zu melden waren Personen, die an Schizophrenie, Epilepsie, senilen Erkrankungen, Lues-Erkrankungen, Schwachsinn jeder Ursache, Encephalitis, Chorea Huntington oder anderen neurologischen Endzuständen leiden und in den Anstaltsbetrieben nicht oder nur mit mechanischen Arbeiten beschäftigt sind. Ferner waren Personen zu melden, die sich mindestens fünf Jahre dauernd in Anstalten befanden sowie kriminelle Geisteskranke und Anstaltsinsassen, die nicht die deutsche Staatsangehörigkeit besaßen. Als Gutachter wurden 50 Ärzte ausgewählt und verpflichtet sowie weiteres Personal für die vorgesehenen Einrichtungen zum Notdienst verpflichtet, aus Einheiten der SS abkommandiert oder mit den in Aussicht gestellten höheren Bezügen und Sonderzulagen gewonnen. Der an die Reichskanzlei angelagerte bürokratische Apparat zur Sondierung der Meldebögen umfasste ca. 100 Personen. Aus dem Sitz in einem Gebäude in der Berliner Tiergartenstraße 4 ist die Bezeichnung „T 4" abgeleitet.

Die über Meldebogen erfassten und für eine Sonderbehandlung von einer Kommission ausgewählten Personen wurden aus den Heilanstalten zumeist über Zwischenstationen in eine der sechs eingerichteten Tötungsanstalten

1. Grafeneck/Württemberg
2. Brandenburg/Havel
3. Hartheim/Linz
4. Sonnenstein/Pirna
5. Bernburg a. d. Saale
6. Hadamar/Limburg

verbracht. Die Zentraldienststelle in der Tiergartenstraße trat nach außen in verschiedenen Tarnorganisationen auf. So in der Reichsarbeitsgemeinschaft Heil- und Pflegeanstalten (RAG), die alle Verwaltungsaufgaben nach der Ermordung der Opfer übernahm und in der Gemeinnützigen Stiftung für Anstaltspflege, verantwortlich für Beschaffung, Gebäudeverwaltung und Besoldung. Den Transport der Kranken übernahm eine im Handelsregister eingetragene Gemeinnützige Krankentransportgesellschaft (GEKRAT).

Da bei der von Anfang an geschätzten Anzahl von 60–70 000 Mordopfern eine Tötung mit Injektionen als undurchführbar erschien, wurde die Verwendung von Kohlenmonoxyd, geliefert vom Werk Ludwigshafen der IG Farben, vorgesehen. Der notwendige Umbau von einer Heil- und Pflegeanstalt in eine Tötungsfabrik mit Umkleidezimmern, Baderaum mit Attrappen, Gaskammer und Krematorium erfolgte zuerst als Musterlösung auf Schloss Grafeneck im Kreis Münsingen/Württemberg. Nach dem Prototyp wurden nach und nach die anderen fünf Anstalten umgestaltet. Die Grundidee der Tötung mittels Gas und Verbrennung der Leichen im Krematorium wurde in gigantischem Ausmaß dann in den KZ-Vernichtungslagern fortgeführt.

Stärker als bei der „Kindereuthanasie", die letztlich über den gesamten Zeitraum von Beginn 1939–1945 nahezu uneingeschränkt ablief, entstand bei den Mordaktionen an erwachsenen Geisteskranken Unruhe in der Bevölkerung. Anwohner in der Nähe von Grafeneck waren über die rauchenden Schornsteine des Krematoriums beunruhigt, die Transporte mit den Fahrzeugen der GEKRAT fielen auf, und auch als sie in die Nachtstunden verlegt wurden, blieb die Bevölkerung in den umliegenden Dörfern verunsichert. Dazu kamen Pannen bei der Benachrichtigung von Angehörigen der Opfer, blieben Fragen zum Verbleib der plötzlich aus den Heimen und Anstalten Verschwundenen offen. Kirchliche Würdenträger wurden von ihren Gläubigen und Gemeindepfarrern von den sich mehrenden Todesfällen bei geisteskranken Anstaltsinsassen informiert. Am 03.08.1941 sprach der Bischof Graf von Galen in einer Predigt im Dom von Münster die gewaltsame Tötung von Menschen aus den Heil- und Pflegeanstalten in aller Öffentlichkeit an und führte den Anwesenden die unaufhaltsame Eskalation des Tötens vor Augen:

„Wenn einmal zugegeben wird, dass Menschen das Recht haben, „unproduktive" Mitmenschen zu töten – und wenn es jetzt zunächst auch nur arme wehrlose Geisteskranke trifft – dann ist grundsätzlich der Mord an allen unproduktiven Menschen, also an den unheilbar Kranken, den Invaliden der Arbeit und des Krieges, dann ist der Mord an uns allen, wenn wir alt und altersschwach und damit unproduktiv werden, freigegeben."(Kaiser et al. 1992)

Die Botschaft der Predigt blieb nicht auf die zur Predigt Anwesenden beschränkt. Sie fand rasche Verbreitung als kirchliche Nachricht und Flugblatt. Die Entscheidung über das Schicksal von Galens behielt sich Hitler bis nach dem Kriegsende vor. Pfarrer, die den Inhalt der Predigt weitergaben, wurden angeklagt und wie im Fall der vier Pfarrer in Lübeck – E. Müller, J. Prassek, H. Lange von der katholischen Herz-Jesu-Kirche und

K. Stellbrink von der Lutherkirche – wegen Wehrkraftzersetzung zum Tode verurteilt und hingerichtet. Auch in anderen Diözesen und in der evangelischen Kirche regte sich der Widerstand gegen die Zwangsverlegung von Geisteskranken. Viele kirchliche Anstalten waren direkt betroffen und verlangten von ihren oberen Kirchenbehörden ein Eingreifen.

Bereits vor der Predigt von Galens hatten Parteigenossen und -genossinnen wie die NS-Frauenschaftsführerin von Löwis in Schreiben an die Parteispitze auf die wachsende Unruhe in der Bevölkerung wegen des rätselhaften Verschwindens von Heiminsassen aufmerksam gemacht. Im Dezember 1940 wendet sich der Reichsführer-SS Himmler an den Verantwortlichen der Ausführungsleitung, Viktor Brack, und verlangt,

„die Verwendung der Anstalt [Grafeneck] einzustellen und allenfalls in einer klugen und vernünftigen Weise aufklärend zu wirken, indem man gerade in der dortigen Gegend Filme über Erb- und Geisteskranke laufen lässt."

Drei Anstalten (Sonnenstein, Bernburg und Hartheim) waren auch nach der Einstellung der Aktion T 4 noch in Benutzung. Aus der sog. „Hartheim-Statistik" geht hervor, dass bis zum September 1941 – also im Zeitraum von zwei Jahren – 70 273 Personen „desinfiziert" wurden, die meisten in der Anstalt Hartheim/Linz (18 269). In dem statistischen Bericht wird die durch Tötung der Heimbewohner erzielte Einsparung ausgehend von einem Tagessatz von RM 3,50 auf jährlich RM 88 543 980,00 beziffert (Kaiser et al. 1992).

Die vorliegenden Untersuchungen zu den einzelnen Tötungsanstalten lassen erkennen, dass bei der Aktion „T 4" die Schwachsinnigen nicht den größten Anteil der Opfer ausmachten. Es überwogen Schizophrene, Epileptiker und unheilbar Depressive, die in den Kategorien I–III „Vegetatives Dasein", „Arbeitsunfähigkeit" und „Mechanische Arbeiten" eingestuft wurden. Aber auch Imbezille und Idioten waren besonders gefährdet, da sie überwiegend langfristig in den Heimen untergebracht waren und wegen des Krankheitsbildes für Arbeiten kaum in Frage kamen. Mit der Ausfüllung des Meldebogens war das Todesurteil bereits gesprochen. Stellvertretend für die vielen Beurteilungen, die von Anstaltsärzten gewissenlos, leichtfertig oder im vorauseilenden Gehorsam mit dem Meldebogen abgegeben wurden, mag die von Dr. Lange über einen von Hamburg-Langenhorn nach Königslutter zu verlagernden Patienten mit der Diagnose Imbezillität stehen:

„Hochgradiger Schwachsinn. Ganz unselbständig, leistet bei leichter Hausarbeit fast nichts. Alles in allem eine wertlose Niete in der menschlichen Gesellschaft."
(Böhme und Lohalm 1993)

Etwas günstiger lagen die Überlebenschancen der Debilen, deren Arbeitskraft für die Erledigung von Wirtschaftsaufträgen gebraucht wurde. Hier konnten die Betriebsleiter und Wirtschaftsführer unter Hinweis auf die wichtige Kriegsproduktion oft eine Verlegung der Heiminsassen verhindern.

Weitere Aktionen im In- und Ausland

Auch nach der offiziellen Einstellung der Aktion „T 4" wurden Geisteskranke weiter gemordet. Mit der geheimnisvollen Bezeichnung „14f13" (14 = Todesfälle in KZ-Anstalten,

13 = Todesart Vergasung) wurde die Sonderbehandlung von kranken und arbeitsunfähigen KZ-Häftlingen, darunter natürlich auch Debile und Häftlinge mit Psychosen und Depressionen, vorgenommen. Um die mit fortschreitender Kriegsdauer schmaler werdenden Ressourcen an Nahrungsmitteln den „Gesunden" zukommen zu lassen und medizinisches Personal sowie Bettenkapazitäten für die Wehrmacht freizumachen, wurden mit der Aktion „Brandt" Anstalten geräumt und mit rigoroser Kürzung der Rationen tausende Bewohner dem Hungertod ausgesetzt. Insgesamt wird die Zahl der in Anstalten des Deutschen Reiches (einschließlich Österreich und annektierter Gebiete der Tschechoslowakei) ermordeten Psychiatriepatienten auf 185 000 geschätzt (Ebbinghaus u. Dörner 2001). Über die Zahl der umgebrachten geisteskranken Juden und ihrer getöteten schwachsinnigen Kinder liegen keine Angaben vor. Nur in Einzelfällen ist es gelungen, jüdische Kranke vor der Verlegung in eine Tötungsanstalt oder in ein KZ zu bewahren.

Mit zunehmender Kriegsdauer nahmen die Geisteserkrankungen unter den Kriegsgefangenen und Zwangsverpflichteten zu. Kranke Zwangsverpflichtete wurden in der Regel in ihre Herkunftsländer zurückgeschickt. Bei den Kriegsgefangenen wurde mit medizinischer Notversorgung und Nahrungsreduzierung der Tod zumeist billigend in Kauf genommen. Unter den Gefangenen befanden sich nicht selten junge Burschen mit Anzeichen von leichtem Schwachsinn. Die Rekrutierungsstellen in den Krieg führenden Ländern sahen körperliche und geringe geistige Behinderungen längst nicht mehr als ausreichenden Grund für ein „nicht kriegstauglich" an. Auch bei der Auswahl der männlichen und weiblichen Zwangsarbeiter wurde über geringe Defizite im Geistigen hinweggesehen, was bei ohnehin vorhandenen Verständigungsproblemen zunächst kaum auffiel.

Die Zahlen der Ausländer, die als Geisteskranke in den von deutschen Soldaten besetzten Gebieten, Opfer der Kriegshandlungen, der Fluchtbewegungen und der mangelnden Versorgung in den Anstalten wurden, dürfte die Zahl von 80 000 bei weitem überschreiten (Ebbinghaus u. Dörner 2001). Bereits im September 1939 hatten SS-Einheiten und Sonderkommandos, deren Hauptaufgabe in der Liquidierung der polnischen und polnisch- jüdischen Intelligenz bestand, die „Euthanasie"-Aktionen auf östliche Provinzen und das besetzte Polen ausgedehnt. Hans-Walter Schmuhl (1992) verweist auf Z. Jaroszewski („Die Ermordung der Geisteskranken in Polen 1939–45"), der die Zahl der in Polen in psychiatrischen Einrichtungen erschlagenen, erschossenen, vergasten und verhungerten Patienten mit 26 000 angibt.

Insbesondere in den östlichen Gebieten, auf den Territorien Russlands und Polens und ab 1944 auch Rumäniens, Bulgariens, Ungarns und der anderen Balkanstaaten waren die Insassen der Geisteskranken- und Idiotenanstalten den Kriegsfolgen schutzlos ausgeliefert. Auch hier wurden Schwachsinnige in den Anstalten von den Pflegern verlassen, mussten Hunger und Kälte erleiden und blieben ohne medikamentöse Versorgung. Eine nicht unwesentliche Rolle spielte dabei das im kommunistischen Machtbereich unter Stalin propagierte sozialistische Menschenbild, das für den von der Norm Abweichenden schon in Friedenszeiten keinen Platz bot. In den besetzten Gebieten Frankreichs, Hollands, Norwegens und Dänemarks konnten dagegen die Einrichtungen, wenn auch mit erheblichen Einschränkungen, ihre Behinderten und Kranken weiter versorgen. Die Sterblichkeitsrate lag in den Einrichtungen trotzdem über der der restlichen Zivilbevölkerung.

Widerstand

Insgesamt vierzehn Ärzte waren in den Tötungsanstalten mit den Massenhinrichtungen von Geisteskranken befasst. Von den 90 000 im Reichsgebiet tätigen Ärzten waren etwa 350 unmittelbar an den Verbrechen beteiligt. Eine weitaus größere Anzahl hat mittelbar dazu beigetragen, dass die ihnen anvertrauten Kranken ohne Schutz und Hilfe blieben. Selbstverständlich gab es auch Ärzte in den Anstalten, Heimen und Einrichtungen, die sich vehement und oft unter Gefährdung ihrer Position und ihres Lebens gegen den Abtransport von Kindern und Erwachsenen mit Erfolg gewehrt haben.

Aus einer vom DCV (Dachverband Christlicher Vereine) vierzehn Jahre nach Kriegsende durchgeführten Umfrage zum katholisch-karitativen Anstaltswesen geht hervor, dass von über 100 katholischen Heil- und Pflegeanstalten 38 ohne eigenes Zutun von Verlegungen verschont blieben. In sechs Anstalten wurde die Verlegung durch Aktivwerden verhindert und in weiteren fünfzehn die Zahl der Opfer um über 1000 gemindert (Dörner et al. 1980).

Auch die Leiter evangelischer Anstalten widersetzten sich oft mit hohem persönlichen Engagement und Risiko den Maßnahmen der Machthaber und konnten so zahlreiche Menschenleben vor dem Zugriff der Mörder schützen. Zu ihnen gehörten neben Friedrich von Bodelschwingh (1877–1946), der Leiter der Anstalt in Bethel, auch Pastor Braune aus der Anstalt Lobetal.

„Wir heute in der Bundesrepublik töten psychisch Kranke nicht,
wir sterilisieren niemanden gegen seinen Willen,
aber wir müssen uns immer wieder fragen, was wir tun,
den sozialen Tod dieser Menschen zu verhindern,
oder ob wir uns vorwerfen lassen müssen,
wir begingen Euthanasie auf Raten."
(Johannes Rau, Ministerpräsident von Nordrhein-Westfalen am 14.09.1979, Dörner et al. 1980)

10 Das große Vergessen

Letzte Kriegsmonate

Der Krieg kehrte im fünften Jahr nach dem Überfall auf die Nachbarvölker auf deutschen Boden zurück. Im Osten überschritten die russischen Verbände die Grenze zu Ostpreußen im Herbst, im Westen stießen die Alliierten bis zur Rheinlinie vor und besetzten am 21.10.1944 Aachen als erste deutsche Stadt. Bombenangriffe zwangen die Zivilbevölkerung immer öfter in die Luftschutzkeller, und noch vor Winterbeginn setzte die Flucht aus den östlichen Gebieten ein, an deren Ende mehr als 16 Millionen Deutsche ihre Heimat verloren. Ein Schicksal, das vor ihnen und mit ihnen Russen, Polen, Ungarn, Rumänen und andere Völker getroffen hatte.

Die Patienten der Heil- und Pflegeanstalten, die die Selektierung und Verlegung in die Todesfabriken überlebt hatten, wurden nun immer häufiger unmittelbare Opfer des Krieges. Im September 1944 trafen zwei Bombenangriffe die Anstalt Hephata und zerstörten mehrere Gebäude. Bei der Verlegung von Patienten in andere Orte starben viele beim Transport oder wurden an den neuen Orten vom Tod eingeholt. So kamen im Februar 1945 von den aus Hephata verlegten Pfleglingen 58 bei einem Bombenangriff auf die Anstalt Niederreidenbacher Hof ums Leben. Kaiserswerth und die Anstalt Hausen lagen wochenlang unter Artilleriebeschuss, große Zerstörungen und der Tod gehörten zum Alltag. Zwischen Februar und August 1943 wurden rund 6500 Patienten aus Heil- und Pflegeanstalten des Rheinlands nach Sachsen, Thüringen, Bayern und Pommern verlegt. Noch im August 1944 fanden Verlegungen aus rheinischen Anstalten nach Meseritz-Obrawalde (Pommern) statt. Bis kurz vor Kriegsende waren von ursprünglich 23 000 Betten in der Rheinprovinz 9800 geräumt worden (Kaminsky 1992). Ähnliche Verlegungsaktionen als Folge der Bombenangriffe, aber auch zur Gewinnung von Lazarett-Kapazitäten für die Wehrmacht fanden im Raum Wilhelmshaven/Bremen/Hamburg statt. Als sich gegen Ende des Jahres 1944 die Frontsituation entscheidend veränderte, waren die sicher geglaubten Ostprovinzen unmittelbar bedroht, von Truppen der Roten Armee überrannt zu werden. Neben der Aussiedlung der einheimischen Bevölkerung war auch die Rückführung der Frauen und Kinder aus den von Bombenangriffen zerstörten Städten der westlichen Provinzen zu organisieren. Bei der Räumung der vom Angriff der Alliierten bedrohten Gebiete sollten nach Verfügungen der Gauleiter die Insassen der Anstalten in diesen verbleiben. Fehlendes Personal und nicht ausreichender Transportraum waren die offizielle Begründung (Walter 1996).

Das Los der bei ihren Familien verbliebenen Behinderten war nicht viel besser als das der Heiminsassen. Viele Familien hatten schon zu Beginn des Krieges aufgrund der Gerüchte um die Tötung der Anstaltsbewohner ihre schwachsinnigen Kinder zurückgeholt. Manchmal spielte dabei auch die Möglichkeit einer Befreiung der Frauen vom Kriegsersatzdienst oder von der Arbeit in der Rüstungsindustrie in den Entscheidungen eine Rolle. Andere übernahmen oft nur wenige Tage vor der Flucht ihre Kranken aus den in der Nähe liegenden Anstalten, wenn sie von den Räumungen oder Auflassungen Kenntnis erhielten. Der Verlust der vertrauten Umgebung und des Pflegepersonals, weitere Einschränkungen bei den Mahlzeiten – oft genug erhielten die Familien keine Lebensmittelkarten, weil Behörden weder zuständig noch Willens waren – und die höhere Anfälligkeit gegen Krankheiten ließen die Sterberaten der Alten, Kranken und Behinderten noch deutlich über die der restlichen auf der Flucht befindlichen Bevölkerung ansteigen. Die Unzulänglichkeiten der Aufmerksamkeit, fehlende Gedächtnisleistung, unvollkommen entwickeltes Lage- und Innervationsempfinden mit oft eingeschränkter Beweglichkeit stellten für die geistig Behinderten und die sie begleitenden Angehörigen ein zusätzliches Handicap dar. Die geringe Nachhaltigkeit ihres Gemütslebens, die soeben Erlebtes schnell wieder vergessen ließ, die naive Furchtlosigkeit und die oft gering ausgeprägten Gefühlsbeziehungen zu Umfeld und nächsten Angehörigen ließen manche die schrecklichen Erlebnisse der Flucht nicht bewusst wahrnehmen. Ihre unkontrollierten Reaktionen von Freude, Furcht, Trotz und Teilnahmslosigkeit führten bei Erwachsenen und Kindern im Flüchtlingstreck und bei zeitweiligen Gastfamilien häufig zu Ablehnung und Isolation.

Gegen Kriegsende relativierte sich für die Zeitgenossen das Massensterben und der Krankenmord angesichts der eigenen existentiellen Betroffenheit durch den Krieg. Abstumpfung durch viele Kriegsjahre mit erlebtem Leid und Verlusten, der Überlebenskampf um Nahrung, Kleidung und Unterkunft minderten die Bereitschaft, den Betroffenen mit ihren behinderten Angehörigen zu helfen. Hier liegt eine der Wurzeln für das spätere Vergessen. Das Ausmaß der Zerstörung materieller Werte und menschlichen Lebens drängte die Leiden der Kranken und Behinderten zurück.

In den Wirren der letzten Kriegsmonate gehörten die Todesnachrichten zum Alltag fast jeder Familie. Als selbst diese Botschaften ausblieben, fehlte vielen die Kraft und der Mut, das Schicksal ihrer geistig behinderten Angehörigen aufzuklären. Die Bereitschaft der Mitarbeiter von Anstalten und Einrichtungen war verständlicherweise gering, Licht in das Dunkel um Todesursachen und Verbleib von Patienten zu bringen, mussten sie doch bei ungeklärten Rechtsverhältnissen mit Verhören und strafrechtlichen Konsequenzen rechnen.

Aus Angst vor Verfolgung und Repressalien tauchten Mitarbeiter des medizinischen und des Pflegepersonals im Flüchtlingsstrom unter oder wechselten mit geänderter Identität Wohnort und Arbeitsstelle. Das Personal der Anstalt Ueckermünde flüchtete im April 1945 vor der Roten Armee. Die Patienten blieben ihrem Schicksal überlassen. Zeitzeugen vermuten, dass damals viele Patienten auf den Straßen oder in den Wäldern umkamen (Bernhardt 1994).

Kriegsende

Als am 07.05.1945 sowjetische und amerikanische Truppen die Zschopau bei Waldheim erreichten, wurden neben den Strafgefangenen auch die Psychiatrie- Patienten befreit. 177 männliche und 12 weibliche Patienten verließen noch am gleichen Tag die Anstalt ohne Formalitäten, weitere 21 Männer und 2 Frauen galten als offiziell aus der Heil- und Pflegeanstalt Waldheim entlassen (Schröter 1994).

In den verbliebenen Heil- und Pflegeanstalten der vier Besatzungszonen häuften sich unmittelbar nach Kriegsende die Probleme. Viele behinderte Flüchtlinge aus den Anstalten in Ostpreußen, Schlesien und Pommern bedurften der stationären Versorgung. Die den Flüchtlingsfamilien in den Aufnahmeländern zugewiesenen Wohnplätze deckten zumeist nicht einmal den Bedarf der Gesunden ab. Wie sollten auf engstem Raum Frauen mit ihren Kindern und noch einem geistig Behinderten leben? Bei den Einheimischen, insbesondere auf den Dörfern, kam zur Ablehnung der Fremden oft noch die Angst vor den „gefährlichen" Schwachsinnigen und Geisteskranken.

Die Kapazitäten der Anstalten reichten trotz der im Krieg durch die Vernichtungsaktionen freigewordenen Betten und Plätze nicht aus. Einige Heime wurden auch in den ersten Nachkriegsjahren noch immer als Krankenstationen für die mit der wachsenden Zahl von Erkrankten an Typhus, Ruhr und Tuberkulose überforderten Krankenhäuser genutzt. Im Rheinland stieg die Anzahl der Aufnahmen in den Anstalten der Geisteskrankenfürsorge 1946 um über 1000 gegenüber dem Vorjahr und erreichte damit fast das Vorkriegsniveau, obwohl die Kapazitäten gegenüber dem Jahr 1939 um fast die Hälfte gesunken waren (Kaminsky 1995). Die Zahl der Ärzte und des Pflegepersonals hatte sich in den Kriegsjahren laufend verringert, da Einberufungen, Abstellungen zum Lazarettdienst und Versetzungen nicht ausgeglichen werden konnten.

Auch waren unter dem Personal zahlreiche Kriegsopfer zu beklagen. Besonders in den Einrichtungen auf dem Gebiet der Sowjetischen Besatzungszone und späteren DDR hatten Ärzte und Schwestern vor dem Eintreffen der Roten Armee Selbstmord begangen. Dr. Plaue, Arzt in Ueckermünde, nahm sich im April 1944 zusammen mit seiner Frau das Leben (Bernhardt 1994). Der Arzt Dr. Helmut Rath von der Heil- und Pflegeanstalt Waldheim tötete sich, seine beiden Söhne und seine Frau Anfang Mai 1945. Der an der gleichen Anstalt tätig gewesene Arzt Hans Kuniß verbrachte viele Jahre in sowjetischer Lagerhaft, wurde 1949 entlassen und als Ärztlicher Leiter des Krankenhauses für Psychiatrie in Waldheim wieder eingestellt (Schröter 1994). Andere Ärzte hatten sich noch vor dem Eintreffen der Russen durch Flucht in den Westen der befürchteten Verhaftung entzogen. Dr. Hilweg, der letzte Direktor der Anstalt in Ueckermünde floh im April 1945 zusammen mit Dr. Hoppe nach Westen und zog die englische Gefangenschaft einer Inhaftierung im Osten vor. 1946 ließ er sich in Brake an der Unterweser als Arzt nieder. Dr. Heinze, Leiter der Landesklinik Görden, eine Schlüsselfigur der Kindereuthanasie und Gutachter im Reichsausschuss, war von einem sowjetischen Militärtribunal verurteilt worden und verbrachte sechseinhalb Jahre in einem Lager. Seit 1954 leitete er die jugendpsychiatrische Klinik in Wunstorf/Niedersachsen. Mit den Hirnpräparaten getöteter Kinder wurde schon seit 1952 am Max-Planck-Institut in Gießen fleißig weitergeforscht (Dahlkamp 2003).

Prozesse gegen Ärzte

Im Nürnberger Ärzteprozess, der am 09.12.1946 unter dem Vorsitz von Richter Beals eröffnet wurde, waren 23 hochrangige NS-Ärzte und Funktionäre des Gesundheitswesens wegen medizinischer Experimente an „lebenden Objekten" angeklagt. Das „Euthanasie"-Programm bildete einen weiteren Anklagepunkt. Die direkt mit diesem Mordprogramm befassten Prof. Dr. med. Karl Brandt, ehemaliger Reichskommissar für das Sanitäts- und Gesundheitswesen, Rudolf Brandt, ehemaliger Persönlicher Referent

Himmlers im Stab des Reichsführers SS sowie Viktor Brack, der ehemalige Leiter in der Kanzlei des Führers wurden neben vier anderen zum Tode verurteilt und in den Morgenstunden des 02.06.1946 hingerichtet (Ebbinghaus u. Dörner 2001).

In der SBZ bzw. DDR fanden zwei große Prozesse gegen Ärzte statt, die an NS-Krankenmordaktionen in Konzentrationslagern und Heil- und Pflegeanstalten beteiligt waren. Im sog. „Dresdner Ärzteprozess" wurde 1947 neben anderen der medizinische Leiter der Aktion, Prof. Hermann Paul Nitsche, zum Tode verurteilt und 1948 hingerichtet. Der ärztliche Leiter der Anstalt Waldheim, Dr. Gerhard Wischer, war im Oktober 1945 verhaftet worden und verbrachte mehrere Jahre in sowjetischen Internierungslagern (Bautzen, Buchenwald und Sachsenhausen), ehe gegen ihn 1950 im sog. „Waldheimer Prozess" Anklage erhoben wurde. Der Ablauf dieser Verfahren wirft ein bezeichnendes Licht auf die Gerichtspraxis dieser Anfangsjahre der DDR. Die beim Landgericht Chemnitz angesiedelten 20 Strafkammern waren mit 37 Richtern und 29 Schöffen besetzt. Die 3324 „ordentlichen Gerichtsverfahren" fanden im Zeitraum vom 26.04.–14.07.1950 statt, alle zwei Tage tagten die Kammern im Zuchthaus Waldheim. Die Verhandlungen dauerten einschließlich der Urteilsverkündung oft nicht länger als 45 Minuten. Die drei Offizialverteidiger kamen nur in Einzelfällen zum Einsatz. Außer Wischer waren 32 weitere der in Waldheim Angeklagten zum Tode verurteilt worden. 24 dieser Urteile wurden vollstreckt, so auch an Dr. Wischer, der in der Nacht vom 03. zum 04.11.1950 hingerichtet wurde.

Zur unterschiedlichen Behandlung von Wischer und Kuniß schreibt Frau Schröter (1994), es „könnte ein Zufall der Nachkriegswirren, aber auch ein Indiz für ein unterschiedliches Maß an Schuld der beiden Ärzte sein." Zu den ersten Opfern der Tötungsanstalt Brandenburg hatten 215 Patienten der forensisch-psychiatrischen Einrichtung Waldheim gehört, die als kranke Kriminelle doppelt stigmatisiert waren. In den folgenden Jahren 1940 und 1941 stellte die Waldheimer „Heil- und Pflegeanstalt" eine Zwischenstation für den Transport von ungefähr 1750 Patienten aus anderen deutschen Psychiatrieeinrichtungen nach Brandenburg und Pirna-Sonnenstein dar. In der Waldheimer Anstalt selbst starben 767 Patienten, die überwiegend dem systematisch organisierten Hunger und den in giftiger Dosierung verabreichten Medikamenten zum Opfer fielen (Süß 1999). Dem Todesurteil Wischers lag der dazu anhand der Akten geführte Nachweis und ein Teilgeständnis zu den Patienten-Tötungen zugrunde. Seine schuldhafte Beteiligung an der NS-Mordaktion als Gutachter der Berliner „T 4"-Zentrale war dem Gericht gar nicht bekannt (Schröter 1994).

Vergangenheitsbewältigung

Die DDR-Führung hatte mit diesem großen Prozess die politische Absicht verfolgt, einen Schlussstrich unter die Vergangenheit zu ziehen und zugleich ihre konsequente Verfolgung von Nazi- und Kriegsverbrechern unter Beweis zu stellen. Ersteres hat sie auf alle Fälle in die Tat umgesetzt. Im Gegensatz zur Bundesrepublik ist in der DDR das Thema der Krankenmorde in der Öffentlichkeit fast 40 Jahre lang nicht mehr behandelt worden. Entschädigungen der Opfer oder ihrer Angehörigen standen ohnehin nie zur Diskussion, da sich die Deutsche Demokratische Republik nicht als Nachfolgestaat des NS-Regimes verstand. Die in der Bundesrepublik angestrengten Prozesse von Opfern des Gesetzes zur Verhütung erbkranken Nachwuchses blieben auch in höheren Instanzen ohne Erfolg. Gegen die Anerkennung und Entschädigung von Zwangssterilisierten verwahrte sich der damalige Bundesfinanzminister Franz Josef Strauß in der

Sitzung vom 17.11.1967 mit der Begründung, dass bei der derzeitigen Haushaltslage eine solche Maßnahme finanziell nicht vertretbar sei.

„Gegen eine Pauschalabfindung spricht überdies noch, dass bis zu 60% an Geisteskranke, Schwachsinnige oder schwere Alkoholiker gezahlt werden müsste." (Klee 1993)

Seit 1980 können Sterilisierte eine Einmalzahlung in Höhe von rund € 2500 aus einem Härtefallfond erhalten. Der Petitionsausschuss des Deutschen Bundestages hat am 24.06.1992 endgültig beschlossen, Zwangssterilisation und Krankenmord („Euthanasie") nicht als Verfolgung im Sinne des Bundesentschädigungsgesetzes anzuerkennen.

Sonja Schröter (1994) weist mit Recht darauf hin, dass weder in Brandenburg noch auf dem Sonnenstein bei Pirna oder in Waldheim, wo mehr als 1000 Psychiatrie-Patienten während des Zweiten Weltkrieges oder in der unmittelbaren Nachkriegszeit starben, in den 40 DDR-Jahren eine Gedenkstätte errichtet oder wenigstens eine Gedenktafel zur Erinnerung an die ermordeten psychisch kranken Menschen angebracht wurde.

In der Sowjetischen Besatzungszone war das GzVeN 1946 abgeschafft worden. Die Länder Bayern, Hessen und Baden-Württemberg hoben den eugenischen Teil des Gesetzes 1945 auf bzw. setzten ihn außer Kraft. In den übrigen Ländern blieb das Gesetz formell in Kraft, nur die Wiedereröffnung der Erbgesundheitsgerichte unterblieb. Auch mit der Wertordnung der neuen Verfassung für die Bundesrepublik Deutschland und trotz der UNESCO-Deklaration von 1951 (UNESCO-Statement on the Nature of Race and Race Differences by Physical Anthropologists and Geneticists) verstummte die Diskussion um die Humangenetik nicht. Die biographische Kontinuität der akademischen Karrieren von Wissenschaftlern, deren Vorstellungen zur Vererbungsbiologie von den Nationalsozialisten in die Tat umgesetzt worden waren, trug dazu nicht unwesentlich bei. Der von den Amerikanern als Direktor des Instituts für Anthropologie der Kaiser-Wilhelm-Gesellschaft in Berlin-Dahlem eingesetzte Hans Nachtheim hielt an seiner Fragestellung („Partizipieren an dem Bevölkerungswachstum mehr die Schwachsinnigen oder die geistig Hochstehenden?") fest und sah sie bestätigt vom Bevölkerungsplus in den Entwicklungsländern. Im „Für und Wider die Sterilisierung aus eugenischer Indikation" wird als national-sozialistisches Element des GzVeN nur die Zwangssterilisierung angesehen und die Forderung nach einem Gesetz zur freiwilligen Sterilisierung erhoben. Erst mit der Gründung der Deutschen Gesellschaft für Anthropologie und Humangenetik Ende der 60er Jahre wurde der deutsche Sonderweg verlassen und Anschluss an die internationale Entwicklung hergestellt (Weingart 1992).

Die ganz im Zeichen sowjetischer Doktrin stehende Wissenschaft und Forschung der DDR hatte das Thema der Humangenetik und der Eugenik vollständig ausgeklammert. Nachtheim schrieb in einem Brief an seinen Kollegen Fritz Lenz über die Lehre Lyssenkos, sie sei „nicht weniger Pseudowissenschaft als die nationalsozialistische Rassentheorie". Die Aufarbeitung der NS-Vergangenheit und öffentliche Diskussion um eine Reform der Psychiatrie war in der DDR von untergeordneter Bedeutung. Der Widerstand der Kommunistischen Partei gegen Hitler, die Inhaftierung und Ermordung ihrer Führer, allen voran Ernst Thälmann, die Befreiung vom Hitlerfaschismus durch die Rote Armee und die Hilfe des Monopolkapitals bei der Machtergreifung rangierten in der geschichtlichen Rangfolge weit vor „Holocaust" und Patientenmorden.

Bei allgemeiner Abneigung gegen Einflüsse bürgerlicher Intelligenz bildeten die medizinischen Akademiker für die Vertreter der „Partei der Arbeiterklasse" eine Gruppe, mit der man nur schwierig umgehen konnte. Der hohe Prozentsatz von Medizinern aller Fachrichtungen, die sich dem Einflussbereich durch Flucht in den Westen entzogen, und somit den Personalmangel in den Krankenhäusern und Anstalten noch verstärkten, war ein zusätzlicher Grund, keine weitere kritische Aufarbeitung zur Rolle der Psychiatrie vorzunehmen. Auch in der Bundesrepublik Deutschland blieb jahrzehntelang die Auseinandersetzung mit den Krankenmorden auf wenige Veröffentlichungen mit dokumentarischem Charakter zumeist im Umfeld der Nürnberger Kriegsverbrecher oder anderer Strafprozesse beschränkt. So Alice Platen-Hallermund, „Die Tötung Geisteskranker in Deutschland“, Frankfurt 1948 oder Robert Poltrot (Hg.), „Die Ermordeten waren schuldig?“ Amtl. Dokumente der Direction de la Santé Publique der franz. Militärregierung, Baden-Baden 1947. Bemerkenswert auch die wichtigen Schriften von Alexander Mitscherlich und Fred Mielke «Diktat der Menschenverachtung» und «Medizin ohne Menschlichkeit», 1965, sowie die 1965 in Stuttgart erschienene Schrift von H. Ehrhardt «Euthanasie und Vernichtung lebensunwerten Lebens». Andere Arbeiten fanden keinen Verleger oder blieben mit Ausnahme von Fachkreisen unbeachtet (Kaminsky 1995).

Klaus Dörner sieht eine «paradoxe Verschränkung zwischen den Reaktionen auf die Judenvernichtung einerseits und auf die Vernichtung unwerten Lebens andererseits.» Gegen die Judenverfolgung hatten sich im Gegensatz zur Aktion T 4 im damaligen Deutschland nur wenige Stimmen erhoben; nach 1945 füllte ihre zeitgeschichtliche Bearbeitung Bibliotheken, während die Aktionen gegen «unwertes Leben» einen nahezu weißen Fleck bildeten und den damit zusammenhängenden historisch-politischen, sozialstrukturellen und wissenschaftssozialogischen Fragen kaum nachgegangen wurde (Dörner et al. 1980).

Auseinandersetzungen

Das änderte sich gegen Ende der 70iger Jahre, offensichtlich auch als Folge der TV-Serie „Holocaust“ und dem verstärkten internationalen Interesse an der Entwicklung der beiden deutschen Staaten. Über 80% der heute vorliegenden Veröffentlichungen zum Thema Krankenmorde in der NS-Zeit sind nach 1980 erschienen, Publikationen zu den auf dem Gebiet der ehemaligen DDR liegenden Anstalten und Einrichtungen fast ausnahmslos erst nach 1990. Zu den wenigen Autoren in der DDR, die sich mit der Vergangenheit der Psychiatrie beschäftigten, gehört der Leipziger Medizinhistoriker A. Thom. Kurz vor der politischen Wende des Jahres 1989 wurde in der Bundesrepublik eine neue Diskussion um „Euthanasie“ bei Geistigbehinderten entfacht. Auslöser war die Einladung des australischen Bio-Ethikers Prof. Peter Singer zu einer Vortragsreihe nach Marburg, Saarbrücken und Dortmund. Nach massiven Protesten im Vorfeld wurden die Veranstaltungen in Marburg und Dortmund abgesagt. In Saarbrücken kam es vor dem Auftritt von Prof. Singer und während des Vortrags zum Thema „Haben schwerstbehinderte neugeborene Kinder ein Recht auf Leben?“ zu massiven Protesten und Störungen. Vertreter der Deutschen Gesellschaft für Soziale Psychiatrie, von Behinderteninitiativen und Universitätsverbänden (AStA) verließen die Veranstaltung.

Die in Artikeln der Tagespresse und in Fachzeitschriften der Heil- und Behindertenpädagogik geführte Auseinandersetzung hatte als Kernpunkte die utilitaristische Position zur Tötung schwerstbehinderter Neugeborener und die Freiheit der Lehre und Forschung bzw. deren Grenzen. Den Ansichten von Christoph Anstötz, Prof. für Geistigbehindertenpädagogik an der Universität Dortmund, wurde in den meisten der über 30 Artikel ebenso vehement widersprochen, wie denen von Prof. Singer. So auch der wissenschaftlich nicht zu belegenden Meinung Anstötz´ (1990) von der „Glücksbilanz“

„Sofern der Tod eines geschädigten Säuglings zur Geburt eines anderen Kindes mit besseren Aussichten auf ein glückliches Leben führt, dann ist die Gesamtsumme des Glücks größer, wenn der behinderte Säugling getötet wird.“

Dazu äußerte sich Georg Antor (1991) in der Zeitschrift für Heilpädagogik:

„Man tut so, als sei die persönliche Lebensbilanz eines Menschen, seine interne Lebenswertfeststellung, allein von der Art und Schwere der Behinderung abhängig. Zumindest mitentscheidend ist aber die kompensatorische Qualität der sozialen Bezüge, in denen er lebt und zu denen im weiteren Sinn auch die öffentliche Bereitschaft gehört, Eltern mit einem schwerstbehinderten Kind nicht allein zu lassen.“

Die Diskussion zu den Ansichten von Prof. Singer und Prof. Anstötz ist nach 1992 abgeklungen. Aber die Weiterentwicklung der Genforschung, die Forcierung neuer Verfahren bei der Befruchtung und nicht zuletzt auch die medizinisch machbaren Eingriffe in der Geburtshilfe bei Frühgeburten und Risikogebärenden werden die Gesellschaft immer wieder herausfordern und eindeutige Positionen zum Umgang mit dem menschlichen Leben verlangen. Da bleibt eine Rückbesinnung auf die Ereignisse unter der Nazi-Herrschaft wichtig, auch dann, wenn eine demokratische Ordnung die Gefahr des Dammbruchs, der nicht beherrschbaren Grenzüberschreitung oder die fehlende Kraft gegen den „Schiefe-Bahn-Effekt“ nicht unmittelbar befürchten lässt.

„Optimale Therapie kommt nur unter optimalen Bedingungen optimal zur Wirkung."
(Rodewischer-Thesen, Renker 1965)

11 Zwischen Anspruch und Wirklichkeit – Vom Umgang mit Geisteskranken und Behinderten in der DDR

Schulzeit

Schon in den ersten Jahren des Bestehens der DDR versuchte sich die Gesundheitspolitik von den „bürgerlichen" Lehrmeinungen der Psychiatrie abzugrenzen. Gegenüber einer einseitig medizinisch-naturwissenschaftlichen Orientierung wurden soziale Einflüsse betont. Dabei durfte die Arbeiterklasse nicht ignoriert werden, und so heißt es in einem Standardwerk der populärwissenschaftlichen Gesundheitsliteratur:

„Mit der weiteren Entwicklung der medizinischen Betreuung durch den Kampf der Arbeiterklasse und anderer progressiver Schichten um bessere Lebensbedingungen und mit der Erkenntnis sozialer Quellen psychischen Krankseins wurde in den letzten Jahrzehnten in den fortgeschrittenen Ländern und auch in der DDR eine grundsätzliche Veränderung des psychiatrischen Versorgungssystems angestrebt." (Uhlmann et al. 1984)

Mit einer Reihe von Gesetzen und Verordnungen richteten sich staatliche Lenkung und Eingriffe schon kurz nach Gründung der DDR in erster Linie auf die förderfähigen Schwachsinnigen, ihre Erfassung und Beschulung, ihre Eingliederung in den Arbeitsprozess und die Einweisung psychisch Kranker in stationäre Einrichtungen. Lehrmeinungen, Terminologien und Konzepte zur Bildung und Erziehung lern- und schulleistungsschwacher Schüler orientierten sich weitaus mehr an den Positionen früherer Hilfsschulpädagogik als an der sowjetischen Defektologie (Werner 1999).

Bereits 1946 war mit dem Einheitsschulgesetz und den dazugehörigen Ausführungsbestimmungen für die Länder der sowjetischen Besatzungszone die Schulpflicht für behinderte Kinder in Sonderschulen und der Auf- und Ausbau von Hilfsschulen verankert worden. Die starke Differenzierung der Anteile von Schülern in Hilfs- und Sonderschulen an der Gesamtzahl der Grundschüler macht neben der heftig umstrittenen Auslegung der Kriterien für die Zu- bzw. Aberkennung der Bildungsfähigkeit der Jugendlichen mit physischen und psychischen Mängeln den regionalen Nachholbedarf bei einer flächendeckenden Versorgung deutlich.

1949 wurden von insgesamt 2 182 948 Gesamtgrundschülern 14 640 in Hilfsschulen und 2113 in Sonderschulen unterrichtet und betreut. Bei einem durchschnittlichen Anteil von 0,77 % lag der Anteil der Hilfs- und Sonderschüler in Mecklenburg mit 0,25 % weit unter dem in den anderen Ländern wie Sachsen-Anhalt (1,10 %) oder Thüringen (0,87 %). In den Folgejahren stieg die Schülerzahl in den Hilfs- und Sonderschulen enorm an und hatte sich bis 1957 mit 52 259 Schülern mehr als verdreifacht (Werner 1999).

Ein Anteil von 2,0–2,5% an der Gesamtzahl der Grundschüler wurde auch späteren Planungen zugrunde gelegt. Der Begriff „Hilfsschule“ wurde in der Terminologie der Pädagogik bis zum Ende des sozialistischen Bildungssystems 1989/90 beibehalten. Erst 1984 wurde in der fünften Durchführungsbestimmung zum Gesetz über das einheitliche sozialistische Bildungssystem der Begriff „Schwachsinn“ durch „intellektuelle Schädigung vom Grad der Debilität“ ersetzt.

Mit dem Bildungsgesetz von 1965 waren gegenüber vorangegangenen Regelungen zum Schulwesen wirtschaftliche Ziele mehr in den Vordergrund gestellt, die Eigenständigkeit der nach dem Mauerbau abgegrenzten DDR als sozialistischer Staat stärker betont worden. Die neue Formulierung der DDR-Verfassung von 1968 hob in ihren das Bildungswesen betreffenden Artikeln die Existenz von Sondereinrichtungen in Art. 25 Abs. 5 hervor:

„Für Kinder und Erwachsene mit physischen und psychischen Schädigungen bestehen Sonderschul- und -ausbildungseinrichtungen.“

Obwohl damit keine ausdrückliche Verpflichtung des Staates über Art und Umfang fixiert war, wurde erstmalig in einer deutschen Verfassung das Sonderschulwesen namentlich berücksichtigt (Sander 1969). Ute Angerhoefer (1994) sieht in der praktischen Konsequenz dieser Formulierung Schutz für die Behinderten, aber auch Nachteile: „die Markierung‘ der Behinderten als Menschen mit Mängeln und ihr fest vorgeschriebener besonderer Bildungsweg.“ Die „lückenlose Befürsorgung mit entsprechenden Abhängigkeiten“ schafft eine „Präjudizierung von Lebensläufen“. Die Betreuung der geistesschwachen Kinder und Jugendlichen mit leichten Graden des Schwachsinns oblag den Einrichtungen der Volksbildung.

„Schulbildungsfähige schwachsinnige (debile) Kinder und Jugendliche erfüllen ihre Schulpflicht in Hilfsschulen“. „Die Aufnahme von Kindern in die Hilfsschulen bedarf einer straffen Führung durch die örtlichen Organe der Volksbildung“, heißt es in den Richtlinien zur Aufnahme von Kindern in Hilfsschulen aus dem Jahr 1973 (Werner 1999).

Für die bildungs- und förderfähigen Kinder war die Ganztagsunterbringung im Hort und die Betreuung durch gut ausgebildete pädagogische Kräfte kostenlos gewährleistet. Ergänzt wurden die Ganztagseinrichtungen durch Wochenheime, von wo die Kinder nur zu den Wochenenden von den Eltern oder Alleinerziehenden nach Hause abgeholt wurden. Durch die Einrichtung von Zentralhilfsschulen mit Internat sollten die wenig gegliederten Hilfsschulen an Allgemeinbildenden Schulen schrittweise verringert werden, was aber nur zögernd gelang.

Die in den Einrichtungen tätigen Erzieher waren in der Mehrzahl weniger „systemtreu“ als die an den Allgemeinbildenden Grundschulen und den Polytechnische Oberschulen. Häufig hatten sie die Tätigkeit an einer Sonderschule gewählt, um sich dem Druck des sozialistischen Bildungswesens und den parteiorientierten Bildungszielen zu entziehen. Fahnenappelle und Veranstaltungen der Pionierorganisation (für die 7–13-Jährigen) oder der Jugendorganisation „Freie Deutsche Jugend“ (ab 14. Lebensjahr) gehörten nicht zum Pflichtprogramm, dafür waren intensive Beschäftigung mit fordernden Spielen, Arbeiten im Schulgarten und Erziehung zur Hygiene vorrangig.

Vom Jahr 1954 an hatten Erzieher, Ärzte und sonstige Pflegeorgane die Meldung von Körperbehinderung, geistigen Störungen, Schädigungen des Sehvermögens und Schädigungen des Hörvermögens an die Abteilungen Volksbildung bei den Räten der Kreise zu melden, um so die heilpädagogische Früherfassung zu verbessern. Sonderschulkindergärten bereiteten schulpflichtige Kinder mit leichten psychischen Behinderungen auf die Eingangsklasse der Hilfsschule vor.

Die seit 1957 übliche Trennung der Hilfsschulen in die Klassenzüge A (Zielstellung: obere Klassenstufen der Allgemeinbildenden Schule), B (mittlere Klassenstufe des achtstufigen Schulteils der Hilfsschule) und C (wegen schwerer Schwachsinnsgrade auf den untersten Klassenstufen der Hilfsschule) wurde ab 1969 unter dem wachsenden Druck der Organe der Volksbildung aufgegeben. Die Förderung von schwerer Schwachsinnigen (Imbezille) erfolgte fortan in Einrichtungen des Gesundheitswesens.

Im Jahr 1989 waren 13 300 förderungsfähige Kinder und Jugendliche (schwer Debile und Imbezille) in Rehabilitationseinrichtungen untergebracht. Davon (Juni 1990) 6800 in Tagesstätten, 2100 in Wochenheimen, 3000 in Heimen und 1400 in Krankenhäusern. Bei ihnen, den „schulbildungsunfähig-förderungsfähig" Geistigbehinderten, konnte die Hilfsschule den ideologischen Auftrag, sozialistische Staatsbürger zu erziehen, nicht erfüllen. Die Aufgabe einer systematischen Ausbildung und Förderung dieser Bürger blieb in der Praxis weitgehend ungelöst. Über das Wechselverhältnis von Biologischem, Psychischem und Sozialem wurde derweil in Kreisen der Sonderpädagogen unter Berufung auf sowjetische Erfahrungen bzw. Erkenntnisse aus den befreundeten Volksdemokratien trefflich gestritten. In den 80er Jahren bildete sich hier die „Rehabilitationspädagogik" von Prof. Becker in Berlin und die „Sonderpädagogische Konzeption" der Professoren Bröse (Rostock) und Baudisch (Magdeburg) heraus. Dabei zielte die Rehabilitationspädagogik auf eine Überwindung der Schädigung im Wechselspiel mit dem gesellschaftlichen Prozess. Dagegen richtet sich nach Baudisch/Bröse die Bildung und Erziehung der debilen Schüler vornehmlich auf eine ausreichende Befähigung für lebenspraktische Erfordernisse (Hoffmann 1986).

Ausbildung und Erwerbstätigkeit

Die Betreuung der Schwachsinnigen war mit der Absolvierung der Sonderschule nicht abgeschlossen. Von den psychiatrischen Beratungsstellen wurde gemeinsam mit den Kreisverwaltungsstellen der Volksbildung (Jugendhilfe und Heimerziehung) und der Stellenvermittlung der Abteilung Arbeit und Berufsausbildung die Einsatzmöglichkeit entsprechend der verminderten Leistungsfähigkeit geprüft.

Die Regelungen zur Berufsausbildung der Hilfsschüler unterlagen ständigen inhaltlichen Modifizierungen. In den letzten 10–15 Jahren der Existenz der DDR war für Abgänger des Klassenzuges A eine Teilfacharbeiter-Ausbildung im Rahmen eines zweijährigen Lehrverhältnisses und für die aus dem Klassenzug B eine einjährige Teilausbildung für einfache Arbeitstätigkeiten möglich. Die Beschäftigung der leicht Geschädigten erfolgte innerhalb der Betriebe zumeist im Lager- und Transportbereich, aber auch in den sog. „Betreuungs- und Sozialeinrichtungen" wie Küchen, Wohnheimen oder beim Reinigungspersonal. Sie waren voll in die Kollektive eingegliedert, sodass Minderwertigkeitsgefühle nicht aufkommen konnten und Herabsetzungen oder sexuelle Übergriffe durch Kollegen oder Kolleginnen die Ausnahme blieben. Die reguläre Bezahlung in gleichen Lohngruppen ohne Sondertarif und die Minderung der Lohnsteuer bei anerkannter Stufe der Schwerbeschädigung erfüllten viele der Behinderten mit Stolz auf die nützliche und lohnende Arbeit.

Im Rahmen der staatlichen Lenkung war es auch relativ einfach, Werkstätten für Behinderte an volkseigene Betriebe anzugliedern und mit deren Finanzierungsregularien zu unterhalten oder Werkstätten außerhalb der Betriebsstrukturen mit Aufträgen zu versorgen. Besonders hoch war, älteren Traditionen folgend, die Zahl der Beschäftigten mit Behinderungen in der Landwirtschaft und im Gartenbau. Die Landwirtschaftlichen Produktionsgenossenschaften (LPG) und die Volkseigenen Güter (VEG) sicherten mit dem Arbeitsplatz das Umfeld für den Behinderten, die Nähe zu seinen Familienangehörigen und die Erwerbstätigkeit derselben.

Problematisch und Gegenstand der Auseinandersetzung zwischen den Betriebsfunktionären und ihren Wirtschaftsleitungen blieb die mit der Anzahl der Arbeitskräfte – zu denen selbstverständlich auch die Behinderten gehörten – verbundene Anforderung an die Steigerung der Betriebsleistung. Dies minderte in den letzten Jahren vor dem Ende der DDR deutlich die Bereitschaft der Betriebsdirektoren zur Einstellung von Behinderten ebenso wie die zur Beschäftigung von Haftentlassenen und Alkoholikern, deren Betreuung und Resozialisierung von den staatlichen Stellen weitgehend der Wirtschaft übertragen wurde. 1985 arbeiteten etwa 5600 körperlich oder psychisch „Geschädigte" in geschützten Werkstätten des Gesundheits- und Sozialwesens. 5400 Behinderte fanden Arbeit in geschützten Abteilungen der Betriebe, 30 600 arbeiteten auf geschützten Einzelarbeitsplätzen in Betrieben und Einrichtungen (Späte 1990). Die Zahl der als Teilfacharbeiter tätigen Leichtbehinderten ist nicht erfasst. Sie dürfte bei 1,4–1,6 % der Berufstätigen gelegen haben. Für die meisten Behinderten blieb nach der politischen Wende nur die Arbeitslosigkeit, Frühverrentung oder Sozialhilfe.

Das Überangebot an Arbeitskräften im Inland, die weitgehende Automatisierung einfacher Arbeitsverrichtungen und die im Rahmen der Globalisierung mögliche Nutzung von Angeboten aus Billiglohnländern lässt für die Eingliederung von geistig Behinderten noch weniger Raum als für die Körperbehinderten. Der Prozess ihrer sozialen Ausgliederung wird durch Alkoholismus und erhöhte Anfälligkeit für andere psychische Krankheiten besonders in den Bundesländern des Beitrittsgebietes rapide beschleunigt, da zudem familiäre Bindungen immer schneller zerbrechen.

Versorgungslage

Wenn die Aufmerksamkeit der staatlichen Organe der DDR auf die Betreuung der bildungsfähigen und förderfähigen Schwachsinnigen im Kindes- und Erwachsenenalter gerichtet war, spielten die soziale Integration und die damit verbundene Minimierung von Kosten gegenüber einer Heim- oder Anstaltsbetreuung mit hohem Personalaufwand eine gewichtige Rolle. Mehr noch als die wirtschaftliche Ausschöpfung des geminderten Leistungspotenzials der Behinderten war die volle Erhaltung der Arbeitskraft der Familienangehörigen für die Volkswirtschaft von Bedeutung. Bei einer Beschäftigungsquote der Frauen im arbeitsfähigen Alter von fast 90 % hätte die häusliche Betreuung und Pflege der Behinderten einen erheblichen Verlust an Arbeitspotenzial bedeutet.

In der psychiatrischen Betreuung der psychisch und/oder intellektuell Schwer- und Schwerst-behinderten haben sich in der SBZ und späteren DDR mehrere Entwicklungsabschnitte herausgebildet. 1945 befanden sich statt 30 000 nur noch 6000 psychisch Kranke in den Heil- und Pflegeanstalten der damaligen SBZ. In den folgenden vier Jahren, bis zur Gründung der DDR, trat mehr als eine Verdopplung der Zahl der psychiatrisch belegten Betten ein. Gegen Ende der DDR waren schätzungsweise 60 000 psychisch Kranke und geistig Behinderte als Langzeitpatienten in Krankenhäusern oder als Heimbewohner in Feierabend- und Pflegeheimen untergebracht. Der Anteil der Langzeitpatienten mit geistiger Behinderung betrug ca. ein Drittel und lag damit nur unerheblich unter der Patientenzahl mit schizophrenen Krankheiten (41 %) (Uhle 1990).

In den dazwischen liegenden Jahren lassen sich drei Etappen erkennen, in denen sich

„auch Wandlungen des Selbstverständnisses des Fachgebietes, der Wertungen des psychisch Kranken und der Psychiatrie sowie Formen des gesellschaftlichen Umgangs mit dem Problem psychischen Krankseins widerspiegeln." (Weise u. Uhle 1990)

In einer ersten Phase stieg die Anzahl der psychiatrischen Betten rasch an und erreichte 1970 mit 33 532 Betten (19,7/10 000 EW) einen Höhepunkt. In 31 Fachkrankenhäusern (darunter 6 vorrangig für Kinder) waren knapp 85 % der psychiatrischen Krankenhausbetten konzentriert, nur etwa 5 % befanden sich auf psychiatrischen Abteilungen an allgemeinen Bezirks- und Kreiskrankenhäusern.

Die Anzahl der privaten und konfessionellen Einrichtungen war nach 1950 laufend zurückgegangen. 1989 existierten von ursprünglich 299 Einrichtungen mit 19 429 Betten (1950) noch 77 mit 11 336 Betten. Eine Reihe kirchlicher Pflegeanstalten wurde erst nach 1945 gegründet oder weiter ausgebaut, wie die Einrichtungen in Halle und Lobeta oder der Michaelshof in Rostock.

Ähnlich wie bei den Hilfsschulplätzen lagen beim Versorgungsgrad in der Psychiatrie erhebliche Unterschiede zwischen den Bezirken vor. Während die Anzahl der psychiatrischen Betten pro 10 000 EW bei einem DDR-Durchschnitt von 19,44 im Jahr 1978 in Leipzig bei 40,60 lag, betrug sie im Bezirk Rostock nur 18,00.

Hinsichtlich der Indikationen trat in dem von Wera Heyden in ihrer Dissertation untersuchten Zeitraum von 1970–1978 eine Verdopplung des Alkoholismus (bei dauernd vorhandenem Nord-Süd-Gefälle) ein, während in der Kinderpsychiatrie (Intelligenzminderungen – IKK 110 /alt) ein leichter Rückgang zu verzeichnen war (Heyden 1985).

Zunehmende Verschlechterung

Bereits zu Beginn der 60er Jahre wurden auch in den Fachkreisen der DDR die Probleme der Großkliniken, der intensiven Anwendung somatischer Therapieverfahren, der gesellschaftlichen Ausgrenzung und Isolierung der psychisch Kranken und der geistig Behinderten diskutiert. Die Tagespresse und andere Medien hielten sich mit Publikationen zu diesem Personenkreis merklich zurück. In das Bild der werktätigen Massen, die den Sozialismus mit strahlenden Gesichtern und voller Optimismus aufbauen, waren die Behinderten ohnehin nicht einzuordnen. Von ihnen waren sportliche Erfolge oder Heldentaten bei der Verteidigung der sozialistischen Errungenschaften kaum zu erwarten.

Zunehmend machten sich die negativen Begleiterscheinungen der Verwahrung von geistig Behinderten und psychisch Kranken in Großkliniken mit Bettenzahlen von 1000 und mehr bemerkbar. Ein von der Anzahl und von der fachlichen Qualifikation überfordertes Personal war nicht in der Lage, sozialtherapeutische, rehabilitative Behandlung und Betreuung umzusetzen.

Auf einem internationalen Symposium der sozialistischen Länder in Rodewisch wurden 1963 Thesen zur Öffnung der Psychiatrie, zur Komplextherapie und Ablösung des Sicherheits- und Verwahrungsprinzips durch Fürsorge und aktive Rehabilitation gefordert. Die in den Vordergrund gestellte Reorganisation und Modernisierung der psychiatrischen Fachkrankenhäuser kam jedoch schon in den Anfängen wegen fehlender Mittel und Personals, Kompetenzstreitigkeiten und Widerständen von Fachdirektoren und Anstaltsleitern nur schwer voran. In einem Kommentar zu den Rodewischer Thesen formulierte Ehrig Lange 1966 als Vorsitzender der Kommission „Psychiatrie und Neurologie" beim Rat für Planung und Koordinierung der medizinischen Wissenschaften der DDR die realen Perspektiven für Schwerstbehinderte:

„Solange keine Spezialheime für hochgradig schwachsinnige Kinder und Jugendliche mit einer nur schwer korrigierbaren erethischen (d.h. erregbaren) und antisozial sich auswirkenden Verhaltensweise geschaffen sind, wird dieser Patiententeil oft für längere Zeit geschlossen geführt werden müssen." (Lange 1966)

Häufig blieb es bei Ansätzen zur Verbesserung der Betreuung durch Arbeitstherapie und Freizeitgestaltung im Rahmen der gegebenen Strukturen. So berichtete Volker Kessling 1980 über die dramatische Situation von mehr als 500 geistig Behinderten in der Heil- und Pflegeanstalt Ueckermünde.

Die in den Jahren 1981/82 von einer neuen Anstaltsleitung veranlassten Maßnahmen

- Öffnung der Stationen
- neue Arbeits- und Pflegeordnung
- Abschaffung der Elektrokrampftherapie und sonstiger Restriktionen wie Netze, Gitter-Betten etc.

führten zum Aufatmen und Optimismus in der Einrichtung, aber auch zu Unruhe und Widerstand bei gesellschaftspolitischen und staatlichen Instanzen. Am Ende der 80er Jahre machten sich Stagnation und Restauration überholter Betreuungsformen wieder breit (Eichhorn 1990).

In der stationären Betreuung von Kranken, Behinderten und Alten verschlechterten sich in der DDR die Zustände gravierend. Die Mittel der staatlichen Jugend-, Alters- und Pflegeheime waren bei weitem nicht ausreichend, um eine Versorgung und Betreuung entsprechend medizinischen und humanen Erfordernissen durchzuführen. Fehlendes Fachpersonal, eingeschränkte Bereitstellung von Arznei- und Hilfsmitteln wurden durch das aufopfernde Engagement der Pflegekräfte oft noch überbrückt. Gegen die ungenügenden Kapazitäten und den zunehmenden Verfall der Gebäudesubstanz und der Ausstattung waren jedoch auch sie machtlos. Die Unterbringung von Schwerstkranken in Baracken und Gebäudeprovisorien ohne Aufzüge und moderne Heizungs- und Belüftungssysteme, Belegung von Sälen mit 20 Kranken oder Behinderten unterschiedlicher Krankheitsbilder und differenzierter Grade der Behinderung sowie nicht funktionierende Hygiene- und Toilettenräume gehörten in vielen Einrichtungen zum Alltag.

Zur Überwindung der Hemmnisse bei der Durchsetzung moderner Behandlungsprinzipien wurde verstärkt auf dezentralisierte Betreuungssysteme (ambulante Einrichtungen und psychiatrische Abteilungen in Allgemeinkrankenhäusern) orientiert, die Mängel in der Infrastruktur des Gesundheitswesens aber nicht beseitigt. Als wirkungslos stellte sich auch die Konzeption des Ministeriums für Gesundheitswesen zur

Verbesserung der Betreuung psychisch Kranker im Zeitraum 1981–1990 dar. Vorgesehene Betreuungsformen auf kommunaler Ebene mussten in einem zentralistisch aufgebautem System ohne finanzielle Eigenständigkeit der Kommunen scheitern.

Gegenüber Selbsthilfegruppen, Vereinen und Verbänden überwog das Misstrauen der Staatsmacht, und es fehlte auch das Problembewusstsein der Bürger für eine offene Diskussion ohne Furcht vor Repressalien. Die Vereinigungsordnung von 1975 ließ zwar die Bildung von Kleingarten- und Geflügelzüchtervereinen zu, die Gründung von Behinderten- oder Elternvereinen behinderter Kinder wurde jedoch ebenso wenig toleriert wie die Existenz von Behindertenverbänden. Gruppen von Angehörigen und Betroffenen bildeten sich innerhalb der Kirchen aus dem Bewusstsein der Diskrepanz zwischen Behandlungsbedarf und offiziellem Behandlungsangebot heraus. Ansätze zur Verselbständigung gab es bei Gruppen der Alkoholiker und psychotischen Patienten.

Es blieb eine sozial ausgewogene Versorgung und Betreuung auf einem niedrigen Niveau der materiellen und finanziellen Ausstattung. Die wachsenden Versorgungslücken und Engpässe verteilten sich nahezu gleichmäßig auf alle Bevölkerungsschichten, die Behinderten waren davon nicht mehr, aber auch nicht weniger betroffen.

Missbrauch, Mängel und Rückstände

Auf einem anderen Gebiet der Psychiatrie wurde der Gegensatz zwischen formuliertem Anspruch und Wirklichkeit noch deutlicher. In der Präambel des Gesetzes vom 11.06.1968 über die Einweisung in stationäre Einrichtungen für psychisch Kranke heißt es:

„Der besonderen Fürsorge des sozialistischen Staates bedürfen Bürger mit psychischen Erkrankungen. Zum Schutz ihres Lebens, ihrer Gesundheit und ihrer Persönlichkeit sowie zur Vorbeugung gegen Gefahren für das Zusammenleben der Bürger ist eine diesen Erfordernisse entsprechende Betreuung psychisch kranker Bürger in den Krankenhäusern und Pflegeeinrichtungen zu gewährleisten.“

Bis zum Inkrafttreten dieses Gesetzes war die Rechtsstellung der psychisch Kranken noch von den Bestimmungen des Preußischen Polizeiverwaltungsgesetzes aus dem Jahr 1931 geprägt, dessen wesentliche Inhalte auf dem Preußischen Allgemeinen Landrecht von 1794 beruhten. Die Zwangseinweisung sollte nicht allein unter Sicherungsaspekten erfolgen, sondern auch eine „weitgehende Rehabilitation dieser Bürger und ihr Leben in der Gemeinschaft erreichen“ (aus der Präambel des Gesetzes).

Die Realität unterschied sich jedoch stark von diesen als „Ausdruck für die unbedingte Gewährleistung des verfassungsmäßigen Grundsatzes auf Unantastbarkeit der Persönlichkeit und Freiheit jedes Bürgers“ gepriesenen Zielstellungen. Die im Verfahren für eine Einweisung festgelegten Rechtswege und Befugnisse ließen bei der engen Verflechtung zwischen Angestellten des staatlichen Gesundheitswesens (Arzt), Staatsapparat (Kreisarzt) und Justiz (Gericht und Staatsanwaltschaft) genügend Spielraum für Missbrauch und Fehlentscheidungen insbesondere bei der Handhabung der Zwangseinweisung nach § 6 des Gesetzes. Die Prüfung der medizinischen und normativen Voraussetzungen sowie die Einhaltung der Formerfordernisse erfolgte durchaus nicht immer unter dem Grundsatz der Respektierung der Persönlichkeit der psychisch Kranken.

Nach der politischen Wende im Herbst 1989 führten wiederholte Presseveröffentlichungen und Berichterstattungen im Fernsehen über die Zustände in den psychiatrischen Kliniken der DDR und der Verdacht des Missbrauchs der Psychiatrie durch die Organe des Ministeriums für Staatssicherheit dazu, dass eine durch das Bundesministerium für Gesundheit 1990 initiierte Bestandsaufnahme „Zur Lage der Psychiatrie in der ehemaligen DDR" Ende Mai 1991 in Bonn vorgestellt wurde.

Der von Psychiatrie-Experten aus Ost und West gefertigte Bericht stellte – ähnlich wie spätere Untersuchungen in einzelnen Bundesländern des Beitrittsgebietes (neue Bundesländer) – schwerwiegende Mängel in den Kliniken fest wie

- Befugnisüberschreitungen der Leiter und machtmissbräuchliche Übergriffe des Pflegepersonals
- menschenunwürdige Unterbringungs- und Betreuungsbedingungen in baulich und sanitär stark vernachlässigten Gebäuden
- ein antitherapeutisches Klima, das auf Verwahrung ausgerichtet war und in dem sozialpsychiatrische Handlungskonzepte kaum eine Rolle spielten (Süß 1999).

Die als Therapieansätze zu DDR-Zeiten entwickelten Rodewischer (1963) und Brandenburger (1972) Thesen konnten trotz ihres innovativen Ansatzes nur partiell umgesetzt werden. Bemerkenswert ist, dass sie Jahre vor der Psychiatrie Enquête (1975) in der BRD propagiert wurden.

„Optimale Therapie kommt nur unter optimalen Bedingungen optimal zur Wirkung."

Diese Rodewischer These blieb für die Patienten bedeutungslos, da die optimalen Bedingungen in einer Mangelwirtschaft dauerhaft fehlten. Bezüglich des Machtmissbrauches in und mittels der Psychiatrie durch die Organe der Staatssicherheit kommen die Untersuchungen nur zu vereinzelten Fällen, stellen jedoch eine häufige Verletzung der Schweigepflicht der Ärzte gegenüber den Partei- und Staatsorganen fest. Eine Tatsache, mit der sich die DDR-Bürger, also auch die Behinderten und Schwachsinnigen, längst abgefunden hatten. In jedem SV-Ausweis war für die Mitarbeiter in den Kaderabteilungen und Lohnbüros der Betriebe die Anzahl und Art von vorangegangenen Erkrankungen des Beschäftigten anhand der IKK-Nummern (z. B. Alkoholpsychosen = 103, Neurosen = 107, Intelligenzminderung = 110) jederzeit nachzulesen. Da half es auch wenig, dass die Vertreter der DDR in der Generalversammlung der Vereinten Nationen der „Deklaration der allgemeinen und besonderen Rechte der geistig Behinderten" (1968, revidierte Fassung 1971) zugestimmt hatten. Rückstände in der gesetzgeberischen und praktischen Umsetzung dieser Deklaration bestanden nicht nur in der DDR. Weltweit sind geistig Behinderte noch immer ausgegrenzt, eingesperrt und diskreditiert. Insgesamt ergaben sich aus der speziellen Lage der zwei deutschen Staaten mit ihrer Belastung durch die NS-Verbrechen, aber auch aus dem bürgerlich-humanistischen Milieu der Ärzte und Schwestern im Umgang mit Geistigbehinderten weniger negative Auswirkungen als woanders.

Weitaus schlimmer war die Situation in den anderen sozialistischen Ländern, voran die UdSSR, Rumänien, und Bulgarien. Hier waren politisch Verdächtige, Nonkonformisten und Abweichler schon unter Stalin als Unzurechnungsfähige und geistig Verwirrte in Lager und Anstalten ohne Prozess und Gutachten abgeschoben worden. Auch nach dem „Tauwetter" unter den folgenden Präsidenten und Parteimachthabern verbrachten missliebige Personen unter menschenunwürdigen Bedingungen Jahre ihres Lebens im berüchtigten „Serbski-Institut" von Moskau oder in ähnlichen Einrichtungen der Provinzen als psychiatrische Patienten. Die UdSSR und die sozialistischen Volksdemokratien investierten nur wenig für die Betreuung der Behinderten und Schwachsinnigen. Die überfüllten und vernachlässigten Anstalten waren zumeist ein Ort des Grauens, wo vor allem Kinder und Jugendliche der Gewalt von Wärtern und Mitinsassen schutzlos ausgeliefert waren. In Polen sind durch das Engagement der katholischen Kirche die Zustände in der Betreuung der Behinderten wesentlich gemildert worden. Die notdürftige und von fehlenden Mitteln geprägte Ausstattung der Anstalten mit Fachpersonal und Einrichtungen konnte insgesamt aber auch hier nicht verhindert werden.

„Es versteht sich, dass das Gesundheitswesen eines Landes,
die Mechanismen, die zur Pflege der Patienten,
zu ihrer Wiedereingliederung oder
ihrer Isolierung vom sozialen Leben dienen,
vom Stand der sozioökonomischen Entwicklung
des betreffenden Landes abhängen“
(Franco Basaglia, Obiols 1978)

12 Auf dem Weg in die Sozialpsychiatrie

Reformbewegungen

In den Fachkreisen der Mediziner und speziell der Psychiater der Bundesrepublik hatte sich in der Mitte der 70er Jahre ein Wandel abgezeichnet. Die Entwicklung auf diesem Gebiet in anderen Ländern wie Italien, England, Frankreich und USA konnte man nicht länger ignorieren. Fortschritte in der Neurowissenschaft, die Entdeckung der Psychopharmaka und die immer schlechter werdenden Bedingungen in den Anstalten ließen die Forderung zur Eingliederung von Patienten aus der Psychiatrie zurück in die Gemeinschaft – mit „Deinstitutionalisierung“, „Gemeinde- oder Sozialpsychiatrie“ bezeichnet – immer lauter werden. Als in den USA, dem Druck der Öffentlichkeit folgend, die Anzahl der geisteskranken Insassen in den staatlichen Anstalten und Landeskliniken zu Beginn der 70er Jahre bereits um 40% gegenüber 1955 zurückgegangen war und der Trend sich ungebremst fortsetzte, wurden auch in Europa die Stimmen, die nach Veränderung riefen, unüberhörbar.

Michel Foucaults „Folie et déraison“ (Paris 1961) erschien unter dem deutschen Titel „Wahnsinn und Gesellschaft“ 1969 in Frankfurt/ Main, und Klaus Dörner veröffentlichte mit „Bürger und Irre“ einen Beitrag zur Sozialgeschichte und Wissenschaftssoziologie der Psychiatrie im gleichen Jahr am gleichen Ort.

Ansätze zu einer Betreuung der Patienten in offenen Anstalten hatte es in der zweiten Hälfte des 19. Jahrhunderts in Deutschland gegeben, die „Familienpflege“ für wohlhabende Patienten verbreitete sich bis zur Jahrhundertwende über ganz Mitteleuropa.

„Die Geschichte der sozialtherapeutischen Gemeindepsychiatrie ist wie ein Bausteinkasten dessen unterschiedliche Teile schon jahrelang in der psychiatrischen Landschaft verstreut herumgelegen hatten, aber erst in Großbritannien um die Zeit des Zweiten Weltkriegs zu einem Ganzen zusammengefügt wurden.“ (Shorter 1999)

Die Flucht von namhaften Psychotherapeuten vom Kontinent nach Großbritannien, die im Vergleich zum besetzten Europa ruhige Lage auf der Insel und das in ausreichendem Maße zur Verfügung stehende Pflegepersonal boten die Möglichkeit, das Prinzip der Tageskliniken auszubauen. 1959 existierten in Großbritannien bereits 38 Tageskliniken. Bewegungen unter dem Begriff „Antipsychiatrie“ fanden in England (Ronald D. Laing, David Cooper und Aaron Esterson), Frankreich (Maud Mannoni) und Italien (Franco Basaglia) immer mehr Anhänger.

In der Bundesrepublik Deutschland war die Diskussion um die Psychiatrie als gesellschaftliches Handlungsfeld und Wissenschaft eng mit der historischen Aufarbeitung der NS-Zeit verbunden. In den Denkansätzen und praktischen Umsetzungen der neu orientierten Psychiatrie ging es aber in erster Linie um Kranke mit den Diagnosen Schizophrenie, Paranoia, Formen des Deliriums und Demente. Die Verwendung der in der medizinischen Praxis längst ausgemusterten Sammelbegriffe „Wahnsinn" und „Irrsinn" zielt offensichtlich eher auf eine populistische Wirkung als auf eine im Interesse der Kranken liegende Differenzierung. Es kann daher auch nicht verwundern, dass die geistig Behinderten mit ihren unterschiedlichen Stufen der Behinderung und fehlenden Heilungschancen zu wenig Beachtung fanden. Wenn Juan Obiols (1978) einräumt,

„allerdings besteht kein Zweifel daran, dass eine gewisse Zahl von Kranken mehr oder weniger dazu verurteilt ist, in psychiatrischen Anstalten zu leben. Entweder verlangt ihr Zustand ständige Versorgung, oder ihre sozialen Verhältnisse lassen keine normale Wiedereingliederung in die Gesellschaft zu",

hat er geistig Behinderte in seine Überlegung kaum eingeschlossen.

Auch in den USA, wo die ambulanten Betreuungskapazitäten psychohygienischer Organisationen innerhalb von 25 Jahren auf das Fünffache erweitert worden waren und 1990 mit 8,6 Millionen eine in der Medizingeschichte einmalige Verlagerung des Pflegeschwerpunkts erreicht war, blieben die negativen Folgen einer undifferenzierten Bewegung unübersehbar. Die romantisierende Vorstellung von einer Welt aufnahmebereiter Freunde und Nachbarn, die alle psychisch Kranken an ihre Brust drücken würden, blieb eine Illusion. Das Abrutschen der psychisch Kranken und Schwachsinnigen in die Obdachlosigkeit, in die kriminelle Szene und in die Slums machte ihr Leben nicht leichter. „Sie sind wie Kaninchen, die unter Hunden überleben müssen", wie es in einem New Yorker Zeitungsbericht hieß.

Die unübersehbaren Auswirkungen auf das soziale Klima führten zu einer Korrektur der Gesundheitspolitik in den Staaten. Private Nervenkliniken wurden errichtet und standen für Gutsituierte offen. Aber auch in den Allgemeinkrankenhäusern wurden für psychisch Kranke Kapazitäten geschaffen. Von den 1,6 Millionen Amerikanern, die 1994 in einer psychiatrischen Einrichtung waren, befanden sich 43 % in einem Allgemeinkrankenhaus (Shorter 1999).

Neben der „Antipsychiatrie" gab es auch im Deutschen Bundestag Reformbestrebungen. 1970 wurde eine „Sachverständigenkommission Psychiatrie" gegründet, die 1975 einen „Bericht zur Lage der Psychiatrie" vorlegte. Forderungen waren:

- bessere Integration der Psychiatrie in die allgemeine Medizin
- Verbesserung der Versorgungskontinuität
- Verkleinerung der psychiatrischen Großkrankenhäuser, Sektorisierung
- Vernetzung mit medizinischen und sozialen Einrichtungen
- Ausbau flankierender Einrichtungen
- vermehrte Prävention und Rehabilitation

Seit den sozialpsychiatrisch akzentuierten Reformen der 80er Jahren ist in der Heil- und Behindertenpädagogik viel erreicht worden. Sowohl klinikinterne Verbesserungen, die Hinwendung zu kleineren therapeutisch orientierten Fachkrankenhäusern mit vorrangiger Förderung sozialer Kompetenz, moderneren Behandlungsstrategien, d. h. Integration psychotherapeutischer Verfahren neben der Psychopharmakotherapie als auch gemeindenahe Wiedereingliederungsmaßnahmen und die Integration neuer Modelle in ein Gesamtbehandlungskonzept sprechen für die neu definierte Rolle der Psychiatrie in der Betreuung geistig behinderter Menschen. Es geht dabei nicht nur um Entpsychiatrisierung und Enthospitalisierung, sondern um die Verbesserung der Lebensqualität innerhalb bestehender Strukturen und Institutionen sowie therapeutische Ansätze, die eine Psychiatrisierung gar nicht erst zulassen (Häßler 2004).

Problematische Trends

Problematisch blieb die Versorgung der chronisch psychisch Kranken, insbesondere der Menschen mit geistiger Behinderung und psychischen Problemen. Vieles konnte in den folgenden Jahren, auch wegen der allgemeinen Steigerung des Wohlstands, umgesetzt werden. Diesen Stand in der Betreuung der geistig Behinderten zu halten und weiter auszubauen kann nicht allein Aufgabe der Psychiatrie sein. Eingebunden in das System von gesellschaftlichen Kräften wie Politik, Verwaltung, Wirtschaft, Wissenschaft und Religion sind auch bei knapper werdenden finanziellen Mitteln alle Möglichkeiten zur optimalen Versorgung der Behinderten zu nutzen. Mit dem Bundesgleichstellungsgesetz für Behinderte, das 2002 in Kraft gesetzt und in einigen Bundesländern auch verabschiedet wurde, soll Menschen mit Behinderungen vor allem das Alltagsleben erleichtert werden. Mecklenburg-Vorpommern hat im Europäischen Jahr der Menschen mit Behinderung die Gesetzesvorlagen bisher nicht verabschiedet.

Von 6,7 Millionen in der Bundesrepublik lebenden schwer behinderten Menschen, darunter rund 150000 in M/V, haben über 300000 einen angeborenen schweren geistigen und/oder körperlichen Schaden. Die Zahl der Menschen mit erworbenen psychischen Behinderungen nimmt derzeit stark zu. Zu den vielfältigen Ursachen zählen neben dem wachsenden Leistungsdruck und drohender materieller Notlage vor allem der Verlust sozialer und familiärer Bindungen. Es stimmt bedenklich, dass in dieser Situation die Kräfte aus der Wirtschaft sich unter dem wachsenden Kostendruck von Billiganbietern teilweise aus der Hilfe für Behinderte zurückziehen. Die Bereitstellung von Arbeits- und Ausbildungsplätzen für Behinderte sinkt mit dem allgemeinen Rückgang an Arbeitsplätzen. Noch stärker wirkt sich die Automatisierung von einfachen Arbeitsverrichtungen und Hilfsprozessen in der Produktion aus. Für die Beschäftigung von Behinderten in Werkstätten fallen die Aufträge weg, und in den Betrieben ist bei computergesteuerter Logistik kaum Platz für den Einsatz von Menschen mit geistiger Behinderung. Nicht nur in der Wirtschaft, sondern auch in den Kommunen werden als Folge eines radikalen Sparkurses die Angebote an die Betreuung von Behinderten reduziert. Ambulante Einrichtungen schließen wegen fehlender Mittel zur dringend notwendigen baulichen Renovierung und wachsender Kosten für den Unterhalt. Die auslaufenden Arbeitsbeschaffungsmaßnahmen in den neuen Bundesländern führen in zahlreichen Einrichtungen zu Personalmangel. Bei der Pflege von Schwachsinnigen im häuslichen Umfeld macht sich der Rückgang der Zivildienstleistenden zusätzlich bemerkbar.

Zunehmende Gewaltbereitschaft

Gleichzeitig wächst die Gewaltbereitschaft gegenüber geistig und körperlich Behinderten. Die Sendung „Report" aus München, die zum Jahr der Behinderten eine Serie zu Problemen dieser Menschen ausstrahlte und dafür mit einem Preis geehrt wurde, hat am 04.08.2003 über Angriffe Jugendlicher auf geistig Behinderte berichtet. Im Kommentar dazu wurde treffend bemerkt:

„Der Behinderte ist ein ideales Opfer in sozialen Verhältnissen der Ohnmacht. Gewalt eskaliert gegenüber Schwächeren und dient so der vermeintlichen Aufwertung der eigenen Position. Das Gefühl der Macht ist stärker als das Mitleid mit den Behinderten."

Gewalt, die von psychischem Druck, Isolation, Ausgrenzung, Mobbing, Erpressung bis hin zu verbalen Attacken, destruktivem Verhalten, sexuellem Missbrauch und tätlichen Übergriffen mit und ohne körperliche Verletzungen reicht, war und ist ein allgegenwärtiges Phänomen. Sie kann von einzelnen gegenüber einzelnen ausgeübt werden, aber auch von bestimmten Gruppen, Schichten, Klassen und Völkern ausgehen, religiös oder politisch motiviert oder verbrämt sein. Die Opfer von Gewalt sind in der Regel die vermeintlich Schwächeren bzw. Minderheiten, denen Schwäche unterstellt und zugeschrieben wird. Antor und Bleidick machen 1995 mit der Dokumentation von seit 1992 in der Öffentlichkeit bekannt gewordenen gewalttätigen Übergriffen gegen Behinderte die Negativhaltungen gegenüber Menschen mit Behinderung in der jüngsten Vergangenheit erschreckend deutlich. Diese Eskalation der Gewalt ist auch in M/V spürbar.

Eigene Erfahrungen als forensisch tätiger psychiatrischer Sachverständiger ließen diese Beispielkette bis zum heutigen Tag beliebig fortsetzen. Exemplarisch für viele solcher Taten möge die folgende stehen: Ein zur Tatzeit jugendlicher und ein heranwachsender Täter (beide knapp durchschnittlich intelligent) treten und schlagen einen intelligenzgeminderten Jugendlichen zu Tode. Das spätere Opfer trafen sie an diesem Tag erstmalig, tranken vor einem Supermarkt mit ihm gemeinsam Bier, gingen in dessen betreute Wohnung, wo sie mit seinem Einverständnis die Poster von „Nigger"-Gruppen von den Wänden rissen, ihm die Haare scherten und dann mit ihm zum nächtlichen Baden wollten. Auf dem Weg dorthin fühlten sie sich von ihm genervt, schlugen ihn ohne Vorwarnung zu Boden und traten und prügelten dann so lange auf ihn ein, bis er sich nicht mehr rührte und später am Tatort, nachdem sie weggegangen waren, verstarb. Selbst über traumatische Erfahrungen verfügend wie Adoption, früher Tod des Adoptivvaters, Wegzug der Schwester und der Adoptivmutter und völlige Überforderung mit der gezwungenermaßen selbständigen Alltagsbewältigung triggerten zumindest bei einem Täter im Zusammenhang mit dem am Tattag konsumierten Alkohol die Bereitschaft, sich durch Gewalt an einem noch Schwächeren zu bestätigen, einem in der Gruppe vorherrschenden Männlichkeitsideal zu entsprechen und durch das Gefühl des Überlegenseins eigene Defizite temporär zu kompensieren.

Gegenwärtige Situation

Im Zuge der sich festigenden Zusammenarbeit auch auf dem Gebiet des Gesundheitswesens in der Europäischen Gemeinschaft hat sich die Betreuung der psychisch Kranken und Behinderten in diesen Ländern in den letzten Jahren wesentlich verbessert. Am weitesten fortgeschritten scheint die Entwicklung in Großbritannien, wo der staatliche Gesundheitsdienst (National Health Service) den Einfluss ständischer Gruppeninteressen minimieren konnte und die Einrichtung einer großen Zahl von teilstationären und komplementären psychiatrischen Diensten zu einem hohen Versorgungsniveau geführt hat.

In Italien hat eine lange Tradition der verwahrenden Psychiatrie bei völlig unzureichenden materiellen Absicherungen in den 70er Jahren eine explosive Situation hervorgebracht, die in eine breite, auch politisch motivierte Reformbewegung mündete, deren führender Kopf Franco Basaglia war. Leider hat diese starke Verknüpfung von sachlichen und politischen Intentionen die Breitenwirksamkeit der Reformen stark begrenzt.

„Als heroische Illusion erwies sich in Italien wie anderswo, dass ein psychiatrisches Versorgungssystem gegenwärtig landesweit völlig ohne spezielle stationäre Betreuungseinrichtungen auskommen kann." (Thom u. Wulff 1990)

Die in Frankreich ab den 60er Jahren sukzessive durchgesetzte flächendeckende Sektorpsychiatrie war zentralstaatlich geplant und wurde administrativ durchgesetzt. Definieren lässt sich die Doktrin der Sektorisierung wie folgt:

- Kontinuität in der Behandlung des Patienten über die Episoden seiner Erkrankung und die institutionellen Orte seiner Behandlung hinaus.
- Das Behandlungsteam ist zuständig für alle jene Patienten, die der Hilfe der öffentlichen Psychiatrie bedürfen (Verzicht auf Selektion).
- Die Behandlung ist einem multiprofessionellem Team anvertraut.
- Der Schwerpunkt soll im Wohnumfeld des Erkrankten liegen und die Personen seiner Umgebung möglichst weitgehend einbeziehen (Held 1990).

Die kritische Bewertung als staatlich gelenktes soziales Kontrollsystem fand in den folgenden Jahrzehnten wenig Resonanz in der Öffentlichkeit.

Achim Thom und Erich Wulff (1990) kommen in einer vergleichenden Betrachtung der Situation der Psychiatrie in den verschiedenen Ländern Europas zu einer eher pessimistischen Wertung.

„Fast überall ist die Betreuung chronisch psychisch Kranker und schwer geistig Behinderter innerhalb und außerhalb psychiatrischer Institutionen unbefriedigend gelöst und der Trend zur Ausgrenzung und billigen Verwahrung dominierend geblieben. Dieses Problemfeld wird mit der überall sich abzeichnenden Zunahme von altersbedingten psychischen Erkrankungen und schwerwiegenden Behinderungen nach Suchterkrankungen noch an Brisanz gewinnen und zu einer entscheidenden Herausforderung der Zukunft werden."

„Ich habe Glück, dass ich blöd bin.
Wenn ich nicht blöd wär', möcht' ich das,
was geschieht und was man mit den Leuten macht,
verstehn und wär' davon längst im Irrenhaus."
(Schwejk im Roman von J. Hašek 1951)

13 Narren, Geisteskranke und Schwachsinnige im Buch und auf der Bühne.

Glossen, Schwänke und Spottschriften

Die aus der Antike und dem frühen Mittelalter überkommene Narrenidee erfuhr in der höfischen Gesellschaft einen ersten Wandel. Am Beginn der europäischen Nationalliteratur der Neuzeit erklingen die Gesänge der Troubadours. Sie künden von Idealtypen der Zeit, den Höflingen und ihren Angebeteten, aber auch vom Streben nach einem gottgewollten Leben und den Normen zwischenmenschlichen Verhaltens in der sozialen Oberschicht. Aus dem Kreis der insgesamt 450 namentlich bekannten Sänger ragen der Graf von Poitiers (1071–1127), Marcabru (um 1129–1150), Peire Vidal (um 1180–um 1205) Bernart de Ventadorn (um 1150–um 1180) und Bertrans de Born (1181–1197) heraus.

Mit dem Niedergang der höfischen Sitten geriet die alte Ordnung durcheinander. Narrheit und Torheit werden nun in den Versen glossiert (Marcabru), die Abweichungen von den Normen verspottet (Tuchel 1942):

„Hövesch unde wîs", das blieb als Kulturideal, sah sich aber konfrontiert mit der „tumpheit", der Unerzogenheit, kindlichen Unreife eines Parzival. Der „Verrückte" verstößt gegen Sitte, Norm und Formgefühl der Gesellschaft und setzt sich mit seiner Wunderlichkeit Spott und Gelächter aus."

Könnecker (1966) formuliert in der Arbeit zum „Wesen und der Wandlung der Narrenidee im Zeitalter des Humanismus":

„Die Narrenthematik um 1500 aber verdankt ihre Entstehung einem Begriffswandel und Umsetzungsprozess, der eben darin bestand, dass die überlieferte Vorstellung eines Zustandes geistiger Unerleuchtetheit und sittlich religiösen Erkenntnismangels, zurückführbar auf natürliche bzw. sündhafte Gebrechlichkeit und Bedürftigkeit des Menschen in Verbindung gebracht wurde mit der Vorstellung der Narrheit als ein Zustand angeborener oder willkürlich angenommener Verrücktheit, der sich als Ausnahmezustand und abseitig anormale Daseinsweise gibt."

Im „Narrenschiff" von 1498 lässt Sebastian Brant (1457–1521) 111 Narren als Personifizierung menschlicher Schwächen und gesellschaftlicher Missstände der Zeit auf einem Schiff zusammenkommen, um die Reise nach Narragonien anzutreten. Der Aufbau der Kapitel ist bis auf wenige Ausnahmen gleich. Das Laster wird kurz genannt und vorgestellt, dann werden die verheerenden Folgen beschrieben. Die Narrheit erscheint als ein verborgen wirkender geistiger Defekt, der die vielfältigsten und widersprüchlichsten Erscheinungsformen annehmen kann, aber von katastrophalen Folgen ist, wenn er nicht rechtzeitig erkannt und beseitigt wird.

Bei Thomas Murner (1475–1537) wird in der „Narrenbeschwörung" (1512) das „schedlich dingk" der Narrheit als dämonischer Einbruch fremder und unheimlicher Mächte in die Welt des Menschen als Folge seiner selbstverschuldeten Ferne zu Gott vorgestellt. Der Mensch wird nach und nach in seiner Wesenssubstanz zerstört und fällt schließlich der Vernichtung anheim.

Das Thema des Narrenschiffes und des Narrenhauses wurde in den folgenden Jahrzehnten von vielen Dichtern aufgegriffen. So von Thomas Garzoni, „L´Hospidale de´pazz incurabil" (1586) oder im Französischen von Charles de Beys, „L´hospital des fols incurables" (1635). Zuvor aber hatte Erasmus von Rotterdam (1466–1536) die Narrenidee aus ihrer einseitig negativen Funktion herausgelöst und zum Symbol einer neuen positiven Auffassung vom Menschen umgeformt. Im „Lob der Torheit" (1511) wird der Ungeist entlarvt und die schöpferische freie Vernunft postuliert. Aus einem Instrument der Weltenlehre und Menschenerziehung wurde das Narrenthema zu einem Verständigungsmittel für wenig Erleuchtete. Weisheit ist die Fähigkeit des Vergleichens, des Abwägens und der geistigen Durchdringung der Gegensätze. Noch im 17. Jahrhundert knüpft Abraham a Sancta Clara (1644–1707) an die Narrenliteratur der vorangegangenen zwei Jahrhunderte an und widmete diesem Thema mehrere Schriften („Wunderlicher Traum von einem großen Narrenfest", 1703, „Karren voller Narren", 1704 u. a.). Das seelsorgerische Anliegen in seinen Predigten ist das Erwecken der Menschen vom sündigen Schlaf. Die Narren aus allen gesellschaftlichen Schichten sind für ihn jene Zeitgenossen, die den verschiedenen Lastern verfallen sind (Schlamber 1988).

Mit den Volksbüchern hatten die Schalcksnarren wie Till Eulenspiegel, Hans Clauert und die Schelme ihre Verbreitung in allen Schichten der Bevölkerung gefunden. Dazu gehört auch die umfangreiche Schwankliteratur, deren „Grundtendenz der Unordnung" in enger Beziehung zur Narrendichtung steht (Deufert 1975). Eine herausragende Bedeutung kommt dem Roman „Der abenteuerliche Simplicissimus" (1668) von Johan Jakob von Grimmelshausen (1621–1676) zu. In ihm schildert der Autor aus der Sicht des einfachen Volkes das Leben während und kurz nach dem Dreißigjährigen Krieg.

Bühnen, Jahrmärkte und Romane

Auf den Bühnen und Jahrmärkten waren der Harlekin, die Figuren der Commedia del Arte, der Hanswurst oder Kasperle zu Hause. Das Närrische aber wurde als menschliche Schwäche und Unvollkommenheit zur Belustigung vorgeführt und bot den Zuschauern Gelegenheit, sich mit den Schlauen, Tüchtigen und Starken zu identifizieren. Das Kranke und Angstmachende der Tölpel und Schwachsinnigen wurde verdrängt oder heruntergespielt.

Der Wahnsinn als Bezugsform der Vernunft, die Nachbarschaft von Weisheit und Wahnsinn ziehen sich durch die Werke Shakespeares in vielerlei Gestalt. Als Narren im Spiel, wie Touchstone (Prüfstein), der Hofnarr des im Exil lebenden Herzogs in „Wie es euch gefällt", der den König Lear begleitende Narr im gleichnamigen Stück oder Feste, der Narr aus den „Zwölf Nächten". Als tragende Figuren von Schuld und Sühne, Ehrgeiz, Rachsucht und Leidenschaft wie Lady Macbeth, Richard III., Hamlet und Ophelia oder

König Lear führen sie auf der Bühne diese Gratwanderung im menschlichen Dasein auf einem anspruchsvollen Niveau den Zuschauern vor.

Die Zweisamkeit von Vernunft und Unvernunft liefert auch den Stoff für eines der am meisten gelesenen Bücher der Weltliteratur. Miguel de Cervantes (1547–1616) zeigt mit seiner Romanfigur des Don Quijote den Menschen mit der vernünftigen Denkweise, der zugleich auch um die Vernunft gekommen ist, im schillernden Zwielicht. Bis zu seinem fünfzigsten Lebensjahr ein friedlicher und biederer Bürger, dem der Dorfpfarrer ein gesundes Urteil zusprach, wenn man nur das Ritterwesen nicht berührte, wurde ihm durch zu viel Lesen und zu wenig Schlaf das Gehirn so ausgedörrt, dass er den Verstand verlor. Als er nach bitterer Niederlage im Zweikampf wieder zum rechten Gebrauch seines Verstandes kommt, fühlt er das Herannahen des Todes – einen vernünftigen Don Quijote kann es auf der Welt nicht geben (Nigg 1993).

In der klassischen Literatur der Franzosen und Deutschen ist zunächst kein Platz für Figuren mit psychopathischen Merkmalen und geistigen Schwächen. Schurken und Helden, Persönlichkeiten die den Lauf der Geschichte mit eigener Kraft und göttlichem Beistand, mit Vernunft und Geschick beeinflussen, agieren auf den Hofbühnen und vor bürgerlichem Publikum. Aus der heutigen Sicht wird viel über krankhafte Züge bei Goethes Bühnenhelden Clavigo, Tasso und seinem Werther geschrieben und interpretiert, der Meister selbst gerät mit Neigungen und Abneigungen ins Visier der Seelenforscher. Noch bestimmte jedoch der Geist der Aufklärung, der Glaube an die menschliche Vernunft, an die Kraft des Denkens und Handelns in einem hohen Maße die Gesellschaft und beherrschte die Literatur.

Im Jahr 1762 vollendete Diderot (1713–1784) seinen Dialogroman „Le Neveu de Rameau“ („Rameaus Neffe“), der erst nach seinem Tod erschien. Friedrich Engels reiht den Roman in die Meisterwerke der Dialektik“. Für Foucault erscheint im Neffen die Gestalt des Irren wieder.

„Es ist ein Wiedererscheinen in der Form eines Narrenspiels. Wie der Narr des Mittelalters lebt er [der Neffe] inmitten der Form der Vernunft, ein wenig am Rande wahrscheinlich, da er nicht wie die anderen ist, aber dennoch integriert, da er als ein Ding zur Verfügung der vernünftigen Leute, als ein Besitz,den man sich zeigt und übergibt, vorhanden ist.“
(Foucault 1973)

Russische Literatur

In der russischen Literatur wurden die Geisteskranken und Behinderten zum Spiegelbild der Gesellschaft und Kritik an den sozialen Verhältnissen.

Nikolai W. Gogol (1809–1852) verfolgt in den „Aufzeichnungen eines Wahnsinnigen“ den fortschreitenden Prozess geistiger Verwirrung des kleinen Beamten Titularrat Popriskin. Die Szenen im Irrenhaus, in das Popriskin schließlich wegen der Anzeichen von Schizophrenie eingeliefert wird, erinnern an die Zustände in den Anstalten der westeuropäischen Länder um die Wende vom 18. zum 19. Jahrhundert.

Fjodor M. Dostojewski (1821–1881) erlangte mit seinen großen Gesellschaftsromanen weltliterarischen Rang. In „Schuld und Sühne“ liefert er mehr als den „psychologischen Bericht über ein Verbrechen“, wie er selbst in einem Brief an den Verleger im September 1865 schreibt. Der mittellose Student Raskolnikow, der sich mit dem Mord an einer alten Geldverleiherin seine starke Persönlichkeit und sein Auserwähltsein beweisen will, reflektiert mit seinen Ideen die Theorie vom Übermenschen, der außerhalb der Moralgesetze einer verkommenen Gesellschaft steht.

Der Roman „Schuld und Sühne" greift über zu Dostojewskis nächstem großen Werk „Der Idiot". Seinen ursprünglichen Plan, den Fürsten Myschkin als eine Figur „äußerster Steigerung des Ich" zu gestalten, ließ er jedoch fallen. Der Epileptiker Myschkin, den seit der Kindheit auftretende Anfälle nach eigenen Worten zum Idioten machen, ist von schrecklicher Dumpfheit umklammert, übt aber mit seiner Bescheidenheit auf alle Unglücklichen eine starke Anziehung aus. Er bleibt ein Fremdkörper in der Gesellschaft und scheitert schließlich kläglich in der Rolle eines Don Quijote – mit dieser Figur hatte sich Dostojewski lange beschäftigt, und er vergleicht auch seinen Helden mit dem Spanier – der durch seine Selbstaufopferung die ihn Liebenden ins Verderben stürzt. Als unheilbar Wahnsinniger verlässt er den Schauplatz der Romangeschehnisse. Es bleibt zu erwähnen, dass Dostojewski, der selbst an Epilepsie litt, viel eigenes Leben, Leiden und Scheitern im Fürsten Myschkin festgehalten hat.

Unmittelbar in die Welt der Anstalt führt Anton P. Tschechow (1860–1904) mit seiner Erzählung „Krankenstation Nr. 6". Als Arzt in einem Provinzkrankenhaus gerät Dr. Andrej Jefimitsch Ragin in Kontakt mit dem als schwachsinnig in die Verrücktenabteilung eingewiesenen Patienten Iwan Gromow. Vergeblich will ihn dieser von der Notwendigkeit des Aufbegehrens gegen Gewalt und Willkür überzeugen. Zu spät erkennt Ragin, wie recht der angeblich Schwachsinnige hat. Da ist er schon von einer Kommission begutachtet und von einem karrieregeilen Kollegen für krank erklärt, Patient der psychiatrischen Station Nr. 6 und damit der Willkür des brutalen Wärters Nikita ausgeliefert. Den schrecklichen Bildern und erschütternden Vorgängen in dieser Erzählung aus dem Jahr 1892 sprach mancher Zeitgenosse eine symbolische Bedeutung zu. Nikolai Leskow (1831–1895), der sich in vielen Erzählungen der Erniedrigten und Ausgegrenzten angenommen hatte („Der Pygmäe", „Der Tolpatsch", „Der Linkshänder" u.a.) schrieb: „Tschechows Krankenzimmer – das ist Russland" (Grashoff et al. 1974).

Westeuropäische Literatur

Mit der kulturgeschichtlichen Wende der Gründerzeit zum Ausklang des 19. Jahrhunderts waren in der westeuropäischen Literatur die Deklassierten, Erniedrigten und Behinderten von der Karikatur zur Mittelpunktfigur aufgerückt.

Für seinen zwanzigbändigen Zyklus „Die Rougon-Macquart" mit dem Untertitel „Natur- und Sozialgeschichte einer Familie unter dem Zweiten Kaiserreich" – geschrieben in den Jahren von 1871–1893 – hatte Emile Zola (1840–1902) zahlreiche medizinische Werke der Psychiatrie und Genetik studiert. Verkommene Typen, gezeichnet von erblichen Belastungen, Trunksucht, Geschlechtskrankheit und Geistesstörung tauchen in allen Schichten rund um die Familie und in ihr selbst auf. Einige Bände muten wie die literarische Umsetzung der Degenerationstheorien von Morel an.

Den Mechanismus des Unabdingbaren hatte Lombroso 1876 in seiner Schrift „L´uomo delinquente" postuliert. Das Verbrechen als sozial-pathologische Erscheinung mit gesellschaftlichem Hintergrund und der Verbrecher von Geburt an traten aus der Sphäre wissenschaftlicher Betrachtung heraus und wurden publikumswirksam auf der Bühne inszeniert.

Max Kretzers allgültiges Trauerspiel „Die Verkommenen", 1884, führte in die Welt der Hinterhöfe mit vertierten Alkoholikern und unheilbar Kranken.

Gerhardt Hauptmann lässt das Publikum in „Vor Sonnenaufgang“, 1889, am Schicksal einer Säuferfamilie teilnehmen: das sexuelle Verhältnis der Mutter mit dem Dorfdeppen, der Missbrauch der jüngsten Tochter durch den Vater, das totgeborene Kind der degenerierten Schwester sind mehr als ein Affront gegen ein überkommenes idealisiertes Menschenbild.

„Überall wird das Unpersönliche und Gemeingesetzliche in den Vordergrund gestellt, da man auf die „absolute Bedingtheit“ der menschlichen Willensäußerungen hinweisen will. Es scheint, als wolle man den Menschen in ein Gestrüpp von Wahnsinn, Alkoholismus, Verbrechen und Sexualität verstricken, um so alle übermenschlichen Restbestände, die noch unter dem Signum des Feudalen und Geniehaften stehen, endgültig ad absurdum zu führen.“ (Hamand und Herand 1959)

Die „Psychopathia sexualis“ Krafft-Ebings (1885) wird in eine die Frau entwürdigende Richtung bei Möbius weiter entwickelt („Über den physiologischen Schwachsinn des Weibes“, 1901). Bei den Dichtern erhält die mythische Eva einen rein triebhaften Charakter und gefährdet damit sich selbst (Annchen in Max Halbes „Jugend“, Rose Bernd in G. Hauptmanns gleichnamigen Roman) oder die Vertreter des männlichen Geschlechts (Prof. Rat in Heinrich Manns „Professor Unrat“, Hauptmanns Bahnwärter Thiel oder den Haupthelden in Hermann Bahrs Roman „Die gute Schule“).

Das Aufstöbern von neurotischen Helden und die Lust am Krankhaften verleitet Max Norden zu der Feststellung, dass alle modernen Künstler vertierte Idioten sind („Entartung“, 1892).

Malerei, Roman und Film

Die aggressive Deformierung des Menschenbildes, der gegen die herrschende Autoritätsgesinnung und puritanische Wohlanständigkeit gesetzte Destruktionswille erfährt im Expressionismus zu Beginn des 20. Jahrhunderts noch eine Steigerung. Protestsymptom ist die Vorliebe für alles Krankhafte, Leichenhafte, Wahn- und Schwachsinnige. Davon zeugen die vielen Irren und Psychopathen in der expressionistischen Lyrik (Georg Heym, Georg Trakl, Gottfried Benn) besonders aber in der Malerei bei Alfred Kubin, Erich Heckel, Otto Dix oder Egon Schiele.

Nur wenige bekannte Maler der Moderne verleihen jedoch den Dargestellten die Züge von Schwachsinnigen. Eine Ausnahme bildet die früh verstorbene Paula Modersohn-Becker (1876–1907). Der mongoloide Säugling, das geistig behinderte Mädchen, die Blinden und hinfälligen Alten sind unverkennbar ein Grundzug ihres Werkes. Dass sie in solchen „blöden Wesen“ (Gustav Pauli 1919) mehr als nur deren physische Erscheinung sah, dass sich für sie hinter der sinnlichen Wahrnehmung dieser Geschöpfe ein weit komplizierterer erkenntniskritischer Vorgang abspielte, das geht aus jedem einzelnen Bild hervor (Murken-Altrogge 2000).

Das Psychopathische findet auch seinen Niederschlag im neuen Medium Film. Schon in der Stummfilmzeit werden die Szenen um Jekyll und Hyde (nach Stevensons Erzählung), das Labor des Dr. Frankenstein, die geheimnisvollen Geschichten von Edgar Allan Poe und das Leben von Iwan dem Schrecklichen für das Publikum auf Zelluloid gebannt.

Bevor die Reichskulturkammer des Dr. Goebels der als „entartet“ apostrophierten Kunst ein Ende bereitet, setzte der Tscheche Jaroslaw Hašek (1883–1923) mit seiner Romanfigur des braven Soldaten Schwejk noch einmal einen wahren Narren in die Welt. Die Satire lässt die Gefährlichkeit einer vertrottelten, in gesellschaftlicher Enge verharrenden Gesellschaft bewusst werden, wenn der von der Superarbitrierungskommission „nach allen von den psychiatrischen Wissenschaften erfundenen Naturgesetzen" zum behördlichen Idioten erklärte Schwejk meint:

„Ich hab´ Glück, dass ich blöd bin. Wenn ich nicht blöd wär´, möcht´ ich das, was geschieht und was man mit den Leuten macht, verstehn und wär´ davon längst im Irrenhaus. So geschieht mir aber nichts, ich weiß von nichts, warum es geschieht." (Hašek 1951)

Den Roman hat Hašek nicht vollenden können. Das weitere Schicksal des Soldaten Schwejk bleibt ungewiss. Aber Zuversicht auf ein gutes Ende vermittelt der Literaturkritiker Alfred Polgar wenn er schreibt:

„Der brave Soldat Schwejk glaubt an Gott, der die Flinten wachsen ließ, aber auch das Korn, in das man sie wirft." (Glaser 1956)

Die urchristliche Botschaft vom Messias, der die Elenden aus Not und Unwissenheit führen wird, tauchte bei den von sozialutopischen Ideen begeisterten Schriftstellern in vielfältiger Form mit der Narrenfigur verbunden auf. So in Max Kretzers „Gesicht Christi" (1897), in Gerhardt Hauptmanns „Narr in Christo Emanuel Quint" (1910) oder Bernhard Kellermanns „Der Tor" (1908).

Bezogen auf die Gegenwart stellt Walter Nigg die Frage, ob der christliche Narr nicht ausschließlich der Vergangenheit angehöre und sein Auftreten zum Eingreifen der Polizei und zu seiner Einweisung in eine Irrenanstalt führen würde.

„Es kann sein, dass dem so geschehen würde, was jedoch nichts anderes als ein erneuter Beweis von der Selbstauflösung des christlichen Abendlandes wäre. Gleichwohl ist der christliche Narr auch in der modernen Zeit nicht auszurotten." (Nigg 1993)

Groß ist die Zahl der Romanfiguren, die aus Verzweiflung und Entsetzen über die Gräuel des Krieges, die Ausweglosigkeit der Nachkriegsjahre und Furcht vor dem heraufziehenden Faschismus in Wahnsinn oder durch Selbstmord enden. Die Autoren dieser Werke finden sich am Tag der von den Nationalsozialisten organisierten Bücherverbrennung fast ausnahmslos auf der Schwarzen Liste wieder. Und für viele Künstler endete das eigene Leben im Exil, in der Heimat oder im Lager auf die gleiche tragische Weise. Die Behinderten und Geisteskranken wurden nun immer häufiger in Presseveröffentlichungen des „Stürmer" und anderer nationalsozialistisch ausgerichteter Blätter zur Zielscheibe der Diffamierung und Herabsetzung ihrer Menschenwürde. Die Propagandakampagnen lieferten den Hintergrund für die Umsetzung der Gesetze zur Sterilisation und den späteren Vernichtungsaktionen der Kindereuthanasie und T 4.

Ein Stab der Reichsärzteführer und des Reichsausschusses zur wissenschaftlichen Erfassung erb- und anlagebedingter schwerer Leiden unterstützte nach der Premiere des W. Liebeneiner Films „Ich klage an" (mit H. Hatheyer, Paul Hartmann, Matthias Wiemann, Erich Ponto) die Förderung weiterer Drehbücher und Filme zur Euthanasie. Der Film hatte nach Motiven des Romans von H. Unger, „Sendung und Gewissen", das Problem der Sterbehilfe für eine an multipler Sklerose erkrankten Ehefrau eines Medizinprofessors aufgegriffen. Die Pläne für eine Reihe von Dokumentationsfilmen zu

Propagandazwecken sind wohl im Zuge der Kriegslage 1941/42 nicht mehr umgesetzt worden. Vorgesehen war, dass missgestaltete und verfallene Geisteskranke „zurückgestellt" werden sollten, bis sie gefilmt worden waren. Aus einer Aktennotiz von Hefelmann (Kanzlei des Führers) an Heyde (an der T 4-Aktion beteiligter Psychiater) mit Datum vom 11.12.1940 geht hervor:

„Ich bin darauf aufmerksam gemacht worden, dass die Idiotenanstalt Kramsach in Tirol, die 70 idiotische Kinder beherbergt, ein besonders vorzügliches Filmmaterial abgeben würde." (Schmuhl 1992)

Im europäischen Raum wurden nach dem Ende des Faschismus von den Schriftstellern die Kriegserlebnisse und Nachkriegsereignisse der Flucht, Vertreibung und Gefangenschaft in unterschiedlicher Qualität verarbeitet. Auffallend für die Szene in der Bundesrepublik ist beim massenwirksamen Medium Film die Wende zum belanglosen und klischeehaften Unterhaltungsfilm. Aber auch in den anderen Ländern westlich und östlich des Eisernen Vorhangs sind die zurückliegenden Verbrechen in den Anstalten für Geisteskranke und die aktuellen Zustände in der Psychiatrie zunächst kein Thema für literarische Verarbeitungen, Bühnenstücke oder Drehbücher.

Völlig anders gestaltet sich die Situation in den Vereinigten Staaten von Amerika. Missstände in den Anstalten waren schon während des Zweiten Weltkriegs als Schauergeschichten in die Öffentlichkeit gelangt. Der Journalist Albert Deutsch erkundete 1946 die Zustände in amerikanischen Landesnervenkliniken. Das 1948 mit Fotos erschienene Buch „The Shame of the States" (Die Schande der Staaten) schockierte die Nation. Die Fotos aus der „Inkontinenzabteilung für Männer" im Philadelphia State Hospital for Mental Diseases zeigten mehr als haarsträubende Zustände.

„Szenen aus Dantes Inferno. Dreihundert nackte Männer standen, kauerten oder krochen in diesem öden Saal herum, inmitten von schrillem Gekreische, Gestöhne und höllischem Gelächter." (Shorter 1999)

Anfang 1949 brachte die 20th Century Fox eine Verfilmung des halbautobiographischen Psychoromans von Mary Jane Ward in die Kinos: „The Snake Pit" (Der Schlangenbiss), mit Olivia de Havilland.

Die Publicity gegen die Psychiatrie wuchs schon lange vor der Antipsychiatrie-Bewegung. Die Öffentlichkeit Amerikas wurde hierin durch Romane und Filme viel stärker eingebunden als in Europa. Samuel Fullers Film „Shock Corridor", der die Brutalität der Therapierung zeigte, erregte weniger Aufsehen als der Roman von Ken Kesey „Einer flog übers Kuckucksnest", 1962. Milos Forman verfilmte den Stoff 1975 mit Jack Nicholson als Randle P. McMurphy, der sich für die Rechte der Patienten einsetzt, einen Aufstand provoziert und für sein abweichlerisches Verhalten die Elektroschocktherapie als Strafe erhält. Letztendlich wird er durch Teilentfernung seines Gehirns des Menschseins beraubt.

Weniger bekannt ist der französische Streifen „La Tête contre les murs", der die Zwangseinweisung eines Gesunden in eine Anstalt behandelt.

Der 1916 in der Nähe von Berlin geborene und 1934 emigrierte Schriftsteller Peter Weiss hatte 1964 das Marat-Stück (vollständiger Titel: „Die Verfolgung und Ermordung Jean Paul Marats dargestellt durch die Schauspielgruppe des Hospizes zu Charenton unter Anleitung des Herrn des Sade") als dritte dramatische Arbeit vollendet. Das Stück geht auf ein authentisches Ereignis zurück. Der Direktor der Anstalt Charenton hatte den nach der Französischen Revolution eingewiesenen de Sade gebeten, ein Theaterstück über den Tod Marats zu schreiben, um es von Irren vor Regierungsvertretern aufführen zu lassen. Das später auch verfilmte Werk von Peter Weiss wurde 1965 vom Volkstheater Rostock als DDR-Erstaufführung gebracht.

Die Anstalt als Zufluchtsort wird im Programmheft interpretiert:

„Die Anstalt als Zuflucht aber tritt da auf, wo humanistische Gesinnung im Widerspruch zu den Praktiken einer historisch überlebten Welt gerät und vor den Folgen individueller Empörung als „irr“ gerettet wird oder aus Enttäuschung und Resignation die „Unnormalität“ als letztes Refugium in einer absurd erscheinende Welt sucht.“
(Volkstheater Rostock 1965)

Zunehmendes Interesse

Inzwischen ist die Fülle der Bücher, Bühnenstücke und Filme über Geisteskranke und Schwachsinnige unübersehbar geworden. Das Syndrom des Autismus in „Rain Man“ mit Dustin Hoffmann ist eines der markanten Beispiele. Weniger bekannt ist das verfilmte Leben der nach einem Selbstmordversuch acht Jahre lang in einer Anstalt für Geisteskranke festgehaltene Janet Frame, die heute zu den berühmtesten Autorinnen Neuseelands gehört. Der Film von Jane Champion mit dem Titel „Ein Engel an meiner Tafel“ aus dem Jahr 1990 lief 2003 erneut im Fernsehen.

Neben den in Thrillern, Horror-, Psycho- und Kriminalfilmen zahlreich vertretenen Psychopathen werden auf den Fernsehkanälen die Schwachsinnigen und ihre Probleme immer beliebter. Allein im Zeitraum des zweiten Halbjahres 2003 liefen über die Mattscheiben in der Bundesrepublik: „Mifune – Dogma 3“, eine dänische Komödie um einen debilen Bruder, den der Großstadt-Yuppi Kresten mit Hilfe eines ehemaligen Luxus-Callgirls im Heimatdorf des verstorbenen Vaters versorgen will.

„Mein Bruder der Idiot“, ein ähnlicher Stoff mit Bobby Brederlow aus einer deutschen Produktion. Der mit dem Down-Syndrom geborene Bobby Brederlow hatte vor Jahren in dem ARD-Vierteiler „Liebe und weitere Katastrophen“ ein erfolgreiches Fernsehdebüt gefeiert. Er erhielt 2004 als erster Mensch mit dem Down-Syndrom das Bundesverdienstkreuz.

„Tatort – Der Schächter“, in einem komplizierten Beziehungsgeflecht entpuppt sich der unter einer Hunde-Phobie leidende Wirrkopf Edgar, gespielt von Ulrich Bähnk, schließlich als Täter.

„Der Puppengräber“, wo der behinderte Querkopf Ben, der wild und wirr, lallend und johlend über Hof und Felder fegt, ein ganzes Gemeinwesen herausfordert. Ein Plädoyer für Toleranz und Nächstenliebe.

Daneben die verschiedenen Krankheitstypen in „Verrückt ist auch normal“, einer Tragikomödie mit Gruschenka Stevens und Dieter Pfaff aus dem Jahr 2002, oder die wahnsinnige, dem Suff verfallene Mutter (gespielt von Margit Carstensen), die im Fernsehfilm „Scherbentanz“ allein in der Lage ist, die Knochenmarkspende für den an Leukämie erkrankten Sohn zu geben.

Kurz vor Jahresende 2003 versetzte die Regisseurin Johanna Schall das Rostocker Theaterpublikum wieder – wie Hanns Anselm Perten knapp 40 Jahre zuvor – in eine Anstalt für Geisteskranke. In Matéi Visniecs Stück „Geschichte des Kommunismus nacherzählt für Geisteskranke“ wird es schwer, zu unterscheiden was ist „irr“ und was ist „normal“ (NNN 2004).

„Ich bin doch nicht blöd!"
(Werbespruch des Media-Marktes 2004/2005)

14 Behindert in der modernen Spaßgesellschaft

Zuversicht und Potenziale

Die Hinwendung der Öffentlichkeit, vertreten und präsentiert durch die Medien und die Verbände, zu den Problemen der Behinderten ist keine einmalige Aktion. Das Europäische Jahr der Behinderten hat dazu beigetragen, die in den Köpfen der Menschen vorhandenen Barrieren gegenüber Körperbehinderten und Geistigbehinderten zu senken – verschwunden sind sie noch lange nicht.

Seit Ende des Jahres 2004 gibt es den 5. Mai als Tag der Behinderten, die Weltgesundheitsorganisation rief im Jahr 2001 am Weltgesundheitstag (7. April) zur globalen Mobilmachung im Kampf gegen psychische Krankheiten unter dem Motto „Kein Ausschluss – ja zur Behandlung" auf, das Bundesgleichstellungsgesetz für Behinderte ist seit dem 01.05.2002 in Kraft – für Mecklenburg-Vorpommern fehlt allerdings am Ende des Jahres 2003 noch immer ein entsprechendes Landesgesetz. Die aufopfernde Arbeit vieler Helfer in den Einrichtungen der Behinderten trägt dazu bei, das Los der Patienten und Pfleglinge zu erleichtern. Ungebrochen ist die Bereitschaft vieler Bürger, durch Spenden im Rahmen der „Aktion Mensch", bei Benefiz-Veranstaltungen und mit Zuwendungen an Stiftungen, Vereine und Wohlfahrtsorganisationen zu helfen.

Die Förderung der musikalischen und künstlerischen Talente der Behinderten erscheint noch zu gering. Dabei liegen gerade hier große Potenziale, die Lebensqualität und das Selbstwertgefühl zu verbessern. Zahlreiche Ausstellungen von überregionalem Ruf und breiter Resonanz haben in den letzten Jahrzehnten die oft erstaunlichen künstlerischen Positionen von psychisch Kranken und geistig Behinderten deutlich gemacht. Der Psychiater Prinzhorn hatte als Leiter der Heidelberger Klinik (1919–21) mehrere tausend Zeichnungen von 450 vorwiegend chronisch schizophrenen Anstaltsinsassen systematisch gesammelt und ausgewertet. Die in vielen deutschen Städten in der Zeit der Weimarer Republik gezeigte Ausstellung der vom künstlerischen und psychiatrischen Standpunkt interessantesten Arbeiten wurde von ihm betreut. In der 1937 zunächst in München und später in Berlin und anderen Städten gezeigten Ausstellung „Entartete Kunst" hatten die nationalsozialistischen Macher auch 25 Originale der Prinzhorn-Sammlung aufgenommen. Indem Patientenwerke den Kunstwerken der Expressionisten, Dadaisten und Künstlern anderer Gruppierungen der Moderne gegenüber gestellt wurden, sollten letztere zu Irren und Idioten diffamiert werden.

Nur sporadisch und in zumeist kleinen Ausstellungen wurden in den Nachkriegsjahren Werke von Geisteskranken, die sich künstlerisch betätigten, in der Öffentlichkeit präsentiert. Leo Navratil, der seit 1946 an der Niederösterreichischen Landesheil- und Pflegeanstalt Gugging tätig war, wurde nach einem Studienaufenthalt in London Anfang der 50er Jahre auf einen Artikel von Alfred Bader „Bilder der Irren – Spiegel der menschlichen Seele" aufmerksam. Schrittweise baute er nach seiner Rückkehr die Möglichkeiten für eine künstlerische Beschäftigung seiner Patienten aus, fand enge Beziehungen zwischen Psychosen und Kreativität bei den inzwischen Bekanntesten seines „Hauses der Künstler": Johannes Hauser, Fritz Opitz, August Walla und Oswald Tschirtner. Im Kunstforum Wien wurden 1997 Werke von geisteskranken und geistig behinderten Patienten aus Gugging und anderen Anstalten zusammen mit Werken von Künstlern, in denen diese der Ohnmacht und den Ängsten der Menschen Ausdruck verliehen (Füssli, A. Kubin, Egon Schiele u. a.), ausgestellt.

„So ist Gugging heute mehr als ein Experiment, das Einblick in die Welt des Wahnsinns gewährt. Es steht für die Integration der Geisteskrankheit in die Gesellschaft."
(Offergeld 1997)

Die Mehrzahl der mit ihren Werken auf der Ausstellung vertretenen Patienten leidet an Psychosen, Wahnvorstellungen, Schizophrenie. Knapp 30% sind geistig Behinderte, die nur eine Sonderschule besuchten oder völlig ohne Schulbildung blieben.

In Hamburg haben sich 1984 geistig behinderte Künstler zusammengefunden und am „Schlump" – einem Viertel nahe der Feldstraße – in einem Schlachthof ein Domizil gefunden. Etwa 30 Schlumper werden seitdem vom Maler Rolf Laute betreut. Die Eintragungen im Besucherbuch der Kunsthalle Rostock anlässlich der Ausstellung von Werken dieser Künstler im Jahr 2002 lassen die Aufgeschlossenheit der Besucher gegenüber den Fähigkeiten, Potenzialen und der Ausdrucksstärke dieser Frauen und Männer erkennen, die mit ihren Werken den Begriff „behindert" infrage stellen.

Auch eine Ausstellung im Schleswig-Holsteinischen Landesmuseum Schloss Gottorf zeigte die wechselseitige Beeinflussung zwischen Künstlern des Expressionismus, wie Erich Heckel, Christian Schad, Conrad Felixmüller und psychisch Kranken wie Else Blankenhorn, Franz Karl Bühler und Ernst Josephson. Wichtig erscheint dabei, dass es nicht so sehr um die Anerkennung einzelner Künstler durch Kritiker und Käufer geht, sondern um das Erreichen eines breiten Publikums.

„Psychisch Kranke haben keine große Lobby",
stellte die Leiterin der Rostocker Tagesstätte im Waldemarhof, Frau Annette Franke, anlässlich der Eröffnung einer Ausstellung mit künstlerisch kreativen Arbeiten von betreuten psychisch Kranken fest (NNN 2004).

Subtile Ausgrenzung

Daneben gibt es aber auch ernsthafte Anzeichen und Signale, die mit dem von vielen befürchteten Wandel im sozialen Klima die Behinderten und Alten als erste Opfer erscheinen lassen. Das ist nicht allein durch die Diskussionen um die Gesundheits-, Renten- und Steuerreform in der Bundesrepublik ausgelöst worden. Andere EU-Länder wie Frankreich, England und Italien stehen vor gleichen Problemen. Die katastrophale Finanzlage der öffentlichen Haushalte führt zwangsläufig zur Kürzung der Zuwendungen an Einrichtungen und Projekte der Behindertenfürsorge. Der zunehmende Druck auf Behindertenwerkstätten bei Verschlechterung der Situation auf dem Arbeitsmarkt, die Ungewissheit über die Personalentwicklung in psychiatrischen Heimen und Kliniken bei steigenden Patientenzahlen durch höhere Lebenserwartung und sinkender Bereitschaft zur Familienpflege, anhaltende Tendenz der Abwanderung aus ländlichen Gebieten und die Auflösung sozialer Bindungen in den Familien sind nur einige der Faktoren, die solche Befürchtungen auslösen.

Maßgeblich ist die breite Akzeptanz des Andersseins durch die Gesellschaft, auch und vor allem für das nicht verschuldete und nicht gewollte Dasein am Rande oder außerhalb des „Normalen".

„Nicht behindert zu sein ist wahrlich kein Verdienst, sondern ein Geschenk."
(Alterspräsident Richard von Weizsäcker)

Dieser Satz wird nur dann ins Bewusstsein der Nichtbetroffenen dringen, wenn die Maßstäbe, Normen und Regeln der sozialen Einordnung dafür Platz bieten. Die Leistungsgesellschaft auf der einen und die dazu gehörende Spaßgesellschaft auf der anderen Seite können den Schwachsinnigen kaum einordnen und versuchen ihn und seine Probleme zu verdrängen und zu ignorieren. Die Impulse der Leistungssteigerung in Wirtschaft, Wissenschaft und Bildung resultieren wie auf dem sportlichen Gebiet aus dem Vergleich und dem Streben zum Schnelleren, Höheren, Wirksameren, Besseren, Rentableren und Effizienteren. Der im Wettbewerb erwartete Ehrgeiz, der Einsatz der ganzen Persönlichkeit, das anhaltende, zielstrebige Engagement ist von Menschen mit geistiger Behinderung nicht zu erwarten. Noch während der zwei Weltkriege waren leicht Behinderte bei Transporteinheiten als Gespannführer und LKW-Fahrer in den Truppenverbänden eingesetzt. Unter den heutigen Bedingungen der ausgefeilten, computergestützten Logistik des Transportgewerbes mit hoch technisierten Fahrzeugen und automatisierter Lagertechnik können Geistigbehinderte kaum noch in der Wirtschaft tätig sein.

„Von 101 000 Behinderten haben im Jahr 2003 nur 9000 einen betrieblichen Arbeitsplatz erhalten", beklagte Frau Engelen-Kefer vom DGB anlässlich einer Demonstration im Januar 2004 in Berlin.

Die unendliche Fülle der Anwendungsmöglichkeiten und Variationen der Computertechnik in Haushalt, Wirtschaft und Kommunikation sind von den Debilen und Imbezillen kaum zu nutzen. Vereinfachungen der Bedienung und der Programmgestaltung rechnen sich für die Hersteller bei dieser Klientel nicht und würden für die Anwender eher höheren Schaden bedeuten. Man denke nur an Internet-Shopping und Home-Banking für eingeschränkt Geschäftsfähige! Die für die Förderung, Bildung und Teilausbildung von geistig Behinderten hervorragend geeignete Nutzung von computergesteuerten Lern- und Spielgeräten wird damit nicht bestritten. Sie kann und muss sogar weiter ausgebaut werden.

Der auf dem Unterhaltungssektor anhaltend Trend zur Mega-Power-Show mit riesigen Zuschauer- und Teilnehmerzahlen wie Love-Parade, Super-Star-Suche oder Grand Prix de Eurovision spricht einen großen Teil der Behinderten an und weckt Emotionen. Wirklich teilnehmen können sie aber eher an den Angeboten der Freizeit- und Vergnügungsparks, der Zoo-Anlagen und Naturparks, wenn bezahlbare Eintrittspreise (auch für die Begleitpersonen der Heime oder Familie) und behindertengerechte Betreuung in den Anlagen gewährleistet sind.

Sprachliche Diskriminierung

Ein Gradmesser für die Haltung der Gesellschaft gegenüber den Behinderten ist nicht zuletzt auch die Sprache des Alltags, abseits geschliffener Kommentare und Lippenbekenntnisse. Wie oberflächlich mit den Worten, die ein geistiges Gebrechen ausdrücken, in der Öffentlichkeit umgegangen wird, zeigt der täglich über den Bildschirm flimmernde Spruch der Media-Markt-Kette: „Ich bin doch nicht blöd". Soll er doch dem Zuschauer bewusst machen, dass nur der Schwachsinnige, der Blöde sich nicht vom preiswerten Einkauf in diesen Geschäften überzeugen lässt, die Schar der potenziellen Kunden für ein Elektronik-Produkt also in Schlaue („Normale") und Dumme („Blöde") zerfällt.

Die Verwendung der aus dem Umfeld der Geisteskrankheit herrührenden Worte in der Werbung nimmt ständig zu: „Wahnsinns-Preise", „Der blanke Wahnsinn bei Preis und Qualität", „idiotensicher", „irre-geil" und „doooof" sind nur eine kleine Auswahl aus den Anzeigen, Werbeschriften und Fernseh-Spots. Was als Schimpfwort seit Jahrhunderten der Beleidigung und Abwertung der damit belegten Person diente, wird zum Alltag in der Umgangssprache.

Aber auch in der gehobenen Literatur, den Essays und Feuilletons kann man zunehmend den metaphorischen Gebrauch von Behinderungsbegriffen finden. Die bildliche, gleichnishafte Redewendung ist dabei immer weniger die in Gedankenlosigkeit ausgesprochene Verharmlosung eines wenig wünschenswerten Zustandes, es ist zugleich die Überordnung des Nichtbehinderten.

„Diese Metaphern scheinen (aufgrund der bestehenden Disqualifizierung von Behinderten) eine Reduzierung der Angst der Bedrohung und ähnlichem für Nichtbehinderte zu bedeuten, und sie scheinen so sehr in den Sprachgebrauch übergegangen, dass deren total negativer Einsatz nicht mehr bemerkt wird, kaum mehr zum Thema gemacht werden kann."
(Mürner 1995)

Es ist offensichtlich nicht nur Ausdruck der allgemeinen Sprachverrohung sondern zugleich Anzeichen der tiefen Verunsicherung in breiten Bevölkerungsschichten. Die in der Kombination mit anderen Schimpfworten aus dem Tierreich und von Körperteilen beabsichtigte Steigerung der Herabsetzung des anderen, ist der unbewusste Versuch, sich selbst aufzuwerten. Immer aber klingt die Angst an, auf die Stufe der geistig Behinderten abzusinken. Es erinnert manchmal an das Pfeifen im Wald, ist aber in der Situation sozialer Ohnmacht und Hoffnungslosigkeit auch das Hervorkehren eines Machtgefühls gegenüber den vermeintlich noch tiefer Stehenden. Harmlos noch die „Schwachköpfe" oder „Dumpfbacken", sich steigernd über „Blödmänner" oder „Doofköppe" bis hin zu den „hirnrissigen Idioten" und „Hirnis" (Pfeifer 1996).

Die Herabsetzung des politischen Gegners, seiner Ziele und Visionen erfolgt besonders in Zeiten des Wahlkampfes nicht selten mit Behinderungsbegriffen. „Ohne Sinn und Verstand" ist da noch freundlich gemeint. „Schwachsinnige Projekte" und „idiotische Versprechen" werden da ohne Nachdenken abgestuft. Dabei ist vordergründig wohl nicht das Bild des Behinderten, der Stereotyp gemeint, sondern eher dessen Status außerhalb der Norm. Die Gedankenlosigkeit bei der Wortwahl und -verwendung ist viel mehr bei dem zu finden, der die Metaphern gebraucht als bei dem, der mit seinen Gebrechen zum Gleichnis dient. Die mittelalterliche Mahnung zum Lebenswandel ohne Narrheit und Tollerei, wie sie im „Narrenschiff" und im „Lob der Torheit" anklingt, würde in der auf spektakulären und ausgefallenen Spaß orientierten Freizeitgesellschaft auf Unverständnis stoßen.

Aber auch im nüchternen Alltag, in dem rationelles Handeln, intellektuelle Fähigkeiten und uneingeschränkte Wandlungsfähigkeit einen überragenden Stellenwert besitzen, führt das „Anderssein“ der geistig Behinderten zu Ausgrenzungstendenzen und Isolierung. Die Überbetonung von Statussymbolen, die Ausdruck einer marktwirtschaftlich organisierten Industriegesellschaft sind, lässt den schwerer geistig Behinderten nicht den freien Raum der „Normalen“: kein eigenes Auto, keine Computer und Internet-Kontakte, keine Reise nach eigenem Ermessen und keinen Zugang zur Welt ohne einen ständigen Betreuer.

Forderung

Nur wenn die gesellschaftlichen Strukturen und die Toleranz der Nichtbehinderten einen Rahmen für die Entwicklung bieten, einen „Ort zum Leben“ nach menschlichen Bedürfnissen für die geistig Behinderten sichern, können wachsende Gewalt und ein Rückfall in Zeiten der Inhumanität verhindert werden.

Die in der „Deklaration der allgemeinen und besonderen Rechte der geistig Behinderten“ von der Generalversammlung der Vereinten Nationen aufgestellten Grundsätze der Rehabilitation verlangen nicht nur das Handeln der Politiker, sondern die Bereitschaft der zivilisierten Menschheit, die geistig Behinderten vor Ausbeutung, Missbrauch und erniedrigender Behandlung zu schützen.

Literatur

Ackerknecht EH. Kurze Geschichte der Psychiatrie. Stuttgart: Enke; 1985.
Adameit J. Iuvenalis Satiren. München: Artemis und Winkler; 1993.
Angerhoefer U. Gedanken zum Menschenbild. In: Bleidick U, Ellger-Rüttgardt S. Behindertenpädagogik im vereinten Deutschland. Weinheim: Studienverlag; 1994:12–25.
Angermann N. Lexikon des Mittelalters. München, Zürich: Artemis; 1993.
Anstötz C. Ethik und Behinderung. Berlin: Spiess; 1990.
Antor G. Die Förderung schwerstbehinderter Menschen. Zeitschrift für Heilpädagogik. 1991; 42:217–229.
Antor G, Bleidick U. Recht auf Leben – Recht auf Bildung. Heidelberg: Universitätsverlag C. Winter; 1995;275–292.
Ariès P, Duby G. Geschichte des privaten Lebens. Frankfurt/M.: Fischer; 1990.
Arnau F. Das Auge des Gesetzes. München: Deutscher Taschenbuchverlag; 1965.
Baer R. Themen der Psychiatriegeschichte. Stuttgart: Enke; 1998.
Baruk H. Die französische und europäische Psychiatrie von Pinel bis heute. In: IGM. Bd. 4. Salzburg: Andreas und Andreas; Bd. 4, 1990.
Basaglia F. Interview mit Juan Obiols. In: Obiols J. Antipsychiatrie. Reinbek b.H.: Rowohlt; 1978.
Bellin K. Die Heil- und Pflegeanstalt Sonnenstein bei Pirna. In: Thom A. Zur Geschichte der Psychiatrie im 19. Jahrhundert. Berlin: Volk und Gesundheit; 1984:49–57.
Berkhahn O. Über den angeborenen und früh erworbenen Schwachsinn. Braunschweig: Vieweg und Sohn; 1899.
Bernhardt H. Anstaltspsychiatrie und "Euthanasie" in Pommern 1939–45. Frankfurt/M.: Mabuse; 1994.
Beuys B. Familienleben in Deutschland. Reinbek b.H.: Rowohlt; 1980.
Bibel – Altes und Neues Testament. Berlin und Altenburg: Evangelische Hauptbibelgesellschaft; 1989.
Bilz JE. Das neue Naturheilverfahren. Suppl.Bd. Leipzig. Verlag von Bilz JE; 1898.
Binding K, Hoche AE. Die Freigabe der Vernichtung lebensunwerten Lebens. Leipzig: Felix Meiner; 1920.
Black, E. War against the Weak. New York: Four Falls Eight Windows; 2003.
Böhme K, Lohalm U. Wege in den Tod. Hamburg: Ergebnisse-Verlag; 1993.
Brill W. Pädagogik im Spannungsfeld von Eugenik und Euthanasie. St. Ingbert: Röhrig Universitätsverlag; 1994.
Chapman HP. Jan Steen, Painter and Storyteller. Washington DC: National Gallery of Art; 1996.
Chariter R. Die Praktiken des Schreibens. In: Ariès P, Duby G. Geschichte des privaten Lebens. Frankfurt/M.: Fischer; 1990:115–165.
Dahlkamp J. Tiefstehende Idioten. Spiegel. 2003;44:62–64.
de Latude HM. Fünfunddreißig Jahre im Kerker. Leipzig: Verlag; 1978.
Deufert W. Narr, Moral und Gesellschaft. Frankfurt/M.: Peter Lang; 1975.
Dörner K, Haerlin C, Rau V et al. Der Krieg gegen die psychisch Kranken. Bonn: Psychiatrie-Verlag; 1980.
Ebbinghaus A, Dörner K. Vernichten und Heilen. Berlin: Aufbau; 2001.
Eichhorn H. Abschied von der Klapper. In: Thom A, Wulff E. Psychiatrie im Wandel. Bonn: Psychiatrie-Verlag; 1990:166–179.
Faulstich H. Von der Irrenfürsorge zur «Euthanasie». Freiburg i.Br.: Lambertus; 1993.
Fietz W. Sagen der Römer. Leipzig: Insel; 1980.
Flögel KF. Geschichte der Hofnarren. Liegnitz, Leipzig: Siegert; 1789.
Forel A. Die sexuelle Frage. München: Reinhardt; 1931.

Foucault M. Wahnsinn und Gesellschaft. Frankfurt/M.: Suhrkamp; 1973.
Gesetzblatt der DDR. Staatsverlag der DDR. 1968; 13:273.
Glaser H. Kleine Geschichte der Weltliteratur. Frankfurt/M.: Ullstein; 1956.
von Gleichen-Rußwurm A. Seneca – Vom glückseligen Leben. Berlin: Deutsche Bibliothek; 1925.
Goody J. Geschichte der Familie. München: C.H. Beck; 2002.
Grasshoff H et al. Russische Literatur im Überblick. Leipzig: Reclam; 1974.
Grimm J, Grimm W. Kinder- und Hausmärchen. Berlin: Verlag Neues Leben; 1984.
Grimm J, Grimm W. Deutsche Sagen. Berlin: Rütten und Loening; 1987.
Haeckel E. Weltkriegsgedanken über Leben und Tod. Berlin: Vereinigung wissenschaftlicher Verlage; 1919.
Haeckel E. Die Lebenswunder. Leipzig: Kröner; 1924.
Hamann R, Hermand J. Naturalismus. Berlin: Akademie-Verlag; 1959.
Hašek J. Die Abenteuer des braven Soldaten Schwejk. Graz: Österreichischer Volksverlag; 1951.
Hawel P. Zwischen Wüste und Welt. München: Kösel; 1997.
Häßler F. Der geistig Behinderte in der Medizin/Psychiatrie. In: Häßler F, Fegert JM. Geistige Behinderung und seelische Gesundheit. Stuttgart: Schattauer; 2004:1–8.
Held T. Frankreich oder: Die Unverzichtbarkeit der Ideologie. In: Thom A, Wulff E. Psychiatrie im Wandel. Bonn: Psychiatrie-Verlag; 1990:490–505.
Henze A. Vereinswesen in Deutschland. In: Enzyklopädie Handbuch der Heilpädagogik. Halle: Carl Marhold; 1934:3096–112.
Hergemöller BU. Randgruppen der spätmittelalterlichen Gesellschaft. Warendorf: Fahlbusch; 1994.
Herodot. Das Geschichtswerk. Leipzig: Insel; 1964.
Hesiod. Sämtliche Werke. Leipzig: Dieterich; 1965.
Heyden W. Zur stationären Betreuung in der Psychiatrie der DDR [Dissertation]. Rostock: Med. Fakultät der WPU Rostock; 1985.
Hoffmann J. Hilfsschulpädagogik in der DDR. Berlin: Carl Marhold; 1986.
Hofmann W. Martial Epigramme. Leipzig: Reclam; 1966.
Huchthausen L. Römisches Recht. Berlin: Aufbau; 1981.
Hufton O. Frauenleben. Frankfurt/M.: Fischer; 1999.
Irsigler F, Lassotta A. Bettler und Gaukler, Dirnen und Henker. München: Deutscher Taschenbuchverlag; 1995.
Jantzen W. Sozialgeschichte des Behindertenwesens. München: Verlag Deutsches Jugendinstitut; 1982.
Jens H. Mythologisches Lexikon. München: Goldmann; 1960.
Johnson P. Die Renaissance. Berlin: Berliner Taschenbuch Verlag; 2002.
Jun G. Das Leben mit geistig Behinderten. In: Thom A, Wulff E. Psychiatrie im Wandel. Bonn: Psychiatrie-Verlag; 1990:255–272.
Justi C. Diego Velazquez. Leipzig: Reclam; 1983.
Kagané L. Diego Velazquez. Bournemouth, Leningrad: Verlage Parkstone und Aurora; 1996.
Kaiser JC, Nowak K, Schwartz M. Eugenik, Sterilisation, "Euthanasie". Berlin: Buchverlag Union; 1992.
Kamen H. Die spanische Inquisition. München: Deutscher Taschenbuchverlag; 1965.
Kaminsky U. Zwangssterilisation und "Euthanasie" im Rheinland. Köln: Rheinland-Verlag; 1995.
Cassierer E. Imanuel Kant – Werke. Bd. IV. Berlin; 1912–1923.
Kessling V. Aus dem Tagebuch eines Erziehers. Berlin: Verlag Neues Leben; 1980.
Kirchhoff T. Lehrbuch der Psychiatrie. Leipzig: Franz Deuticke; 1892;546.
Klee E. Irrsinn Ost – Irrsinn West. Frankfurt/M.: Fischer; 1993.
Kluge O. Über das Wesen und die Behandlung der geistig abnormen Fürsorgezöglinge. Berlin: Reuther und Reichard; 1905.
Kollesch J, Nickel D. Antike Heilkunst – Ausgewählte Texte. Leipzig: Reclam; 1979.
Winter LW, ed. Koran. München: Goldmann Verlag; 1959.
Könneker B. Wesen und Behandlung der Narrenidee. Wiesbaden: Franz Steiner; 1966.

Kraepelin E. Psychiatrie – ein Lehrbuch für Studierende und Ärzte. Leipzig: Ambrosius Barth; 1903.
Krüger B. Die Germanen. Berlin: Akademie-Verlag; 1983.
Kuczynski J. Die Intelligenz. Berlin: Akademie-Verlag; 1987.
Laehr H. Ueber Irrsein und Irrenanstalten. Halle: CEM Pfeffer; 1852.
Lange E. Die Entwicklung der Psychiatrie in der DDR. Das deutsche Gesundheitswesen. 1966; 21:1089–1094.
Le Goff J. Kultur des europäischen Mittelalters. München: Droemer Knaur; 1970.
Leibrand W., Wettley A. Der Wahnsinn. Geschichte der abendländischen Psychopathologie. Freiburg u. München: Karl Alber Verlag; 1961.
Lemmer M, ed. Das Narrenschiff von Sebastian Brant. Tübingen: Niemeyer; 1986.
Lever M. Zepter und Schellenkappe. München: Dianus-Trikont Buchverlag; 1983.
Lichtenberg GC. Aphorismen – Essays – Briefe. Leipzig: Dieterich Verlagsbuchhandlung; 1963.
Luderer HJ. Zur Geschichte der psychosozialen Versorgung. In: Baer J. Themen der Psychiatriegeschichte. Stuttgart: Enke; 1998:148–158.
Malke L. Narren. Leipzig: Faber und Faber; 2001.
Meyer D. Erforschung und Therapie der Oligophrenien in der ersten Hälfte des 19. Jahrhunderts. Berlin: Carl Marhold; 1973.
Mezger W. Hofnarren im Mittelalter. Konstanz: Universitätsverlag; 1981.
Murken AH. Darstellung eines mongoloiden Kindes auf dem Aachener Passionsaltar. Jahrbuch XXXIII. Köln: Wallraf-Richartz-Museum; 1971.
Murken-Altrogge C. Paula Modersohn-Becker. Köln: Dumont; 2000.
Müller C. Vom Tollhaus zum Psychozentrum. Hürtgenwald: Guido Pressler; 1993.
Mürner C. Behinderung als Metapher. Bern: Haupt; 1990.
Nigg W. Der christliche Narr. Zürich: Diogenes; 1993.
Nolte R. Pietas und Pauperes. Köln: Böhlau; 1996.
Norddeutsche Neueste Nachrichten (NNN) 51. Jg., 25.09.2003.
Norddeutsche Neueste Nachrrichten (NNN) 51. Jg., Beilage nnn plus, 28.11.2003.
Norddeutsche Neueste Nachrichten (NNN) 52. Jg., 21.01.2004.
Obiols J. Antipsychiatrie. Reinbek b.H.: Rowohlt; 1978.
Offergeld C. Titel. In: Kunst und Wahn. Ausstellungskatalog des Kunstforum Wien: Wien; 1997.
Pfandl L. Philipp II. München: Ludwig Callway; 1938.
Pfeiffer H. Das große Schimpfwörterbuch. München: Heyne; 1996.
Pokorny V. Shakespeares Zeit und Theater. Berlin: Henschel; 1959.
Primbs S. Die hohe Kunst, den Mächtigen die Wahrheit zu sagen. History. 2001; 1:89–95.
Renker K. Die Rodewischer Thesen. Zeitschrift für die gesamte Hygiene. 1965; 1:61–64.
Revel J. Vom Nutzen der Höflichkeit. In: Ariès P, Duby G. Geschichte des privaten Lebens. Frankfurt/M.: Fischer; 1991:173–211.
Rössler H. Deutsche Geschichte. Gütersloh: Bertelsmann; 1964.
Sander A. Die Sonderschulen im geteilten Deutschland. Berlin: Carl Marhold; 1969.
Sarkady J. Reise in das alte Athen. Leipzig: Prisma; 1974.
Schaller R. Shakespeares Werke. Bd. 1. Weimar: Arion; 1960.
Schild W. Alte Gerichtsbarkeit. München: Callway; 1980.
Schipkowensky N. Schwachsinn und Verbrechen. Jena: Gustav Fischer; 1962.
Schlamber H. Gott zur Ehr – Schriften von Abraham a Sancta Clara. Leipzig: St. Benno; 1988.
Schlette F. Germanen zwischen Thorsberg und Ravenna. Leipzig: Urania; 1972.
Schmitz G. Heriväus von Reims. München: Francia (Dtsch. Hist. Institut); 1978.
Schmuhl HW. Rassenhygiene, Nationalsozialismus, Euthanasie. Göttingen: Vandenhoeck und Ruprecht; 1992.
Schröder S. Psychiatrie in Waldheim/Sachsen (1716–1946). Frankfurt/M.: Mabuse; 1994.
Shorter E. Geschichte der Psychiatrie. Berlin: Alexander Fest; 1999.
Späte HF. Arbeit und Beschäftigung für psychisch Kranke. In: Thom A, Wulff E. Psychiatrie im Wandel. Bonn: Psychiatrie-Verlag; 1990:321–332.
von Spieß K, Mudrak E. Deutsche Märchen – Deutsche Welt. Berlin: Stubenrauch; 1939.

Statistisches Jahrbuch der DDR. Jg. 1970, 1975, 1980, 1985, 1989. Staatliche Zentralverwaltung für Statistik.
Statistisches Jahrbuch der DDR. Jg. 1990. Statistisches Amt der DDR.
Stoll W. Bilder aus dem altrömischen Leben. Leipzig: Teubner; 1877.
Stritter P. Die Heilerziehungs- und pflegeanstalten. Hamburg: Verlag Rauhes Haus; 1902.
Sudhoff K. Paracelsus – Sämtliche Werke. München; 1923.
Suerbaum U. Das elisabethanische Zeitalter. Stuttgart: Reclam; 1989.
Süß S. Politisch missbraucht? Psychiatrie und Stasi in der DDR. Berlin: Ch. Links Verlag; 1999.
Thom A. Zur Geschichte der Psychiatrie im 19. Jahrhundert. Berlin: Volk und Gesundheit; 1984.
Thom A, Wulff E. Vergleichende Betrachtung. In: Thom A, Wulff E. Psychiatrie im Wandel. Bonn: Psychiatrie-Verlag; 1990:587 ff.
Trillitzsch W. Gesta Romanorum. Leipzig: Insel; 1973.
Tuchel G. Die Trobadores. Bremen: Schünemann; 1942.
Uhle M. Zur Betreuung chronisch psychisch Kranker in der DDR. In: Thom A, Wulff E. Psychiatrie im Wandel. Bonn: Psychiatrie-Verlag; 1990:237–254.
Uhlmann I et al. Kleine Enzyklopädie Gesundheit. 5. Aufl. Leipzig: VEB Bibliographisches Institut; 1984.
Ürögdi G. Reise in das alte Rom. Leipzig: Prisma; 1966.
Villari R et al. Der Mensch des Barock. Frankfurt/M.: Fischer; 1999.
Volkstheater Rostock. Programmheft. 1965.
Vonhoff H. Geschichte der Barmherzigkeit. Stuttgart: Quell; 1987.
Walter B. Psychiatrie und Gesellschaft. Paderborn: Ferdinand Schöningen; 1966.
Weingart P et al. Rasse, Blut und Gene. Frankfurt/M.: Suhrkamp; 1992.
Werner B. Sonderpädagogik im Spannungsfeld zwischen Ideologie und Tradition. Hamburg: Dr. Kovac; 1999.
Weise K, Uhle M. Entwicklungsformen und derzeitige Wirkungsbedingungen der Psychiatrie in der DDR. In: Thom A, Wulff E. Psychiatrie im Wandel. Bonn: Psychiatrie Verlag; 1990: 440–461.
Whittaker CR. Der Arme. In: Giardina A et al. Der Mensch der römischen Antike. Frankfurt/M.: S. Fischer; 1999:305–336.
Zöllner W. Spanien. Leipzig: Prisma; 1988.

Anhang

Schwachsinn im Wandel der Klassifikation(ssysteme)

„Kranke Menschen sind eine Wirklichkeit, Krankheiten mit begrifflichen Namen sind Erscheinungen des Geistes, sie sagen nicht nur in verschiedenen Zeitbindungen Besonderes aus, sie sind gelegentlich auch Erfindungen, die aus dem Zeitgeist emporwachsen, um entweder zu verschwinden oder mit gleichem Namen anderes zu meinen." (W. Leibbrand und A. Wettley. Der Wahnsinn. Geschichte der abendländischen Psychopathologie. Verlag Karl Alber, Freiburg/München 1961)

Felix Plater (1536–1614) Praxeos Tractatus (1609)

1. Mentis imbecillitatas – allgemeine: hebetudo mentis
   besonders: für die Vorstellungskraft: tarditas ingenii
   für die Vernunft: imprudentia
   für die Erinnerung: oblivio
2. Mentis alienatio – angeborene Ursachen: stultitia

William Cullen (1710–1790)

2. Klasse Nervenkrankheiten
   4. Ordnung Gemütskrankheiten (Vesaniae)
      1. Gattung – Dummheit (Amentia)

Vincenzo Charugi (1759–1820)
Der Blödsinn und Stumpfsinn oder Cretinismus

„Blödsinn ist ein allgemeiner oder fast allgemeiner Wahnsinn, mit Unregelmäßigkeiten der errichtungen des Erkennens und Willensvermögens verbunden, aber eigentlich ohne Gemütsbewegungen."

Immanuel Kant (1724–1804) „Streit der Fakultäten"

Paragraph 52 „Unsinnigkeit (amentia) ist das Unvermögen, seine Vorstellungen auch nur in den zur Möglichkeit der Erfahrung nöthigen Zusammenhang zu bringen."

Johann Christian August Heinroth (1773–1843) Lehrbuch 1818

Klassenbegriff: Seelenstörung (Vesania)
   2. Ordnung
      2. Gattung – Blödsinn "Unfreiheit des Geistes mit Depression des Denkvermögens; Begrifflosigkeit."

Emil Kraepelin (1856–1926) Lehrbuch 1915
Allgemeine psychische Entwicklungshemmungen – Oligophrenien
Debilität
Imbezillität
Idiotie

ICD 10 Intelligenzminderung F 7x
Leichte
Mittelschwere
Schwere
Schwerste

Definitionen

Deutscher Bildungsrat 1973
Als geistig behindert gilt, wer infolge einer genetisch-organischen oder anderweitigen Schädigung in seiner psychischen Gesamtentwicklung und seiner Lernfähigkeit so sehr beeinträchtigt ist, dass er voraussichtlich lebenslanger sozialer und pädagogischer Hilfen bedarf. Mit den kognitiven Beeinträchtigungen gehen solche der sprachlichen, sozialen, emotionalen und motorischen Entwicklungen einher.

American Association of Mental Retardation 1997
Eine Intelligenzminderung zieht tiefgreifende Begrenzungen der aktuellen sozialen Funktionsfähigkeit nach sich. Sie manifestiert sich als signifikant unterdurchschnittliche Leistung und tritt in Kombination mit mindestens zwei der nachfolgenden Unfähigkeiten in bezug auf das Adaptationsniveau auf: Kommunikation, Selbstversorgung, Haushaltsführung, soziale Fähigkeiten, Behördengänge, Selbstbestimmung, Gesundheit und Sicherheit, theoretische Zusammenhänge und Arbeit. Sie beginnt vor dem 18. Lebensjahr.

DSM-IV-TR 2003
Hauptmerkmal ist eine unterdurchschnittliche allgemeine Intellektuelle Leistungsfähigkeit. Diese ist begleitet von starken Einschränkungen der Anpassungsfähigkeit in mindestens zwei der folgenden Bereiche: Kommunikation, eigenständige Versorgung, häusliches Leben, soziale/zwischenmenschliche Fertigkeiten, Nutzung öffentlicher Einrichtungen, Selbstbestimmtheit, funktionale Schulleistungen, Arbeit, Freizeit, Gesundheit und Sicherheit.

Definition nach ICD – 10 1992, 2000
Eine sich in der Entwicklung manifestierende, stehen gebliebene oder unvollständige Entwicklung der geistigen Fähigkeiten, mit besonderer Beeinträchtigung von Fertigkeiten, die zum Intelligenzniveau beitragen, wie z.B. Kognition, Sprache, motorische und soziale Fähigkeiten.

SGB IX 2001
International Classification of Functioning, Disability and Health – ICF 2001

Abkehr von primär Defekt orientierten Denkmodellen (disability, impairment, handicap) zu Prozess orientierten Modellen, die auf individuelle Ressourcen/Kompetenten (empowerment), Normalisierung und Selbstbestimmung abzielen und Funktionen und Teilhabe in den Vordergrund stellen.

Glossar

Begriff	Sprachfamilie	Bedeutung
áphroon	grch.	Unverstand, Unvernunft
énergumèe	frz.	toll, verrückt
fatua	lat.	Hausnärrin
fatuus	lat.	der Dumme, Hausnarr
festa follorum	neulat.	kirchliches Narrenfest
fol-fou	frz.	Narr
folis	frz.	leerer Sack
fool	engl.	Narr
gauch	altdtsch.	Liebestoller
gek	ndl.	toll, verrückt, närrisch
Geck	ndsächs.	Narr, auch geckenhaft, eitel
imprudens	lat.	der Unverständige
indoctus	lat.	ungebildet
insipiens	lat.	unverständig, albern
jester	engl.	Spaßmacher
jocus	lat.	Witzereißer
Jecken	rheinld.	Narren
lunatic asylum	engl.	Krankenhaus für Geisteskranke
lunatisch	ahdt.	Mondsüchtig
marotte	frz.	Narrenstab, Steckenpferd
mimos	grch.	Schauspieler
murio/morio	lat.	Gaukler, Spaßmacher
nabal	hbr.	Narr, Tor
narbe	mhdt.	Verkrüppeltes, Missgestaltetes
nario	lat.	Spötter, Naserümpfer
narraheit	mhdt.	für lat. vesania
narro	neulat.	für lat. brutus, narus, stultus
nrtú	altind.	Tänzer
parasitus	lat.	Schmarotzer
schelm	altdt.	urspr. Aas
schympff	altdt.	Scherz, Spott, Hohn
scurra	lat.	Witzbold, Narr
stultia	lat.	Torheit, Einfalt
stultus	lat.	Tor
stupidus	lat.	dumm
tŏr	altdt.	Tauber
tump	mhdt.	Verstocktheit, Nichtwissen

Sachregister

R

S

T

U

V

W

Z